*"La Faz
de la Verdad
está cubierta
por un velo de oro.
Desvela esta
Realidad,
Ante la mirada
de aquel
que ama la
Verdad."*

Ishopanishad

# Yoga la Ciencia Sagrada
## volumen uno

# SAMADHI
## el Estado Más Elevado de Sabiduría

## Yoga la Ciencia Sagrada
### volumen uno

### Swami Rama

Himalayan Institute Hospital Trust
Swami Ram Nagar, P.O. Doiwala
Distt. Dehradun - 248140, Uttaranchal, India

Edición: Barbara Bova
        Kay Gendron

Diseño de la cubierta: Connie Gage

© 2002 por el Himalayan Institute Hospital Trust
Todos los derechos reservados.
ISBN 13: 978-8-1881-5740-2     ISBN 10: 8-1881-5740-6
Primera edición española 2006
Library of Congress Control Number 2006931076
Versión original inglesa: *Samadhi the Highest State of Wisdom,
Yoga the Sacred Science volume one.*

Traducido por la Asociación cultural para el estudio del
Yoga (Madrid).

Publicado por:

        Himalayan Institute Hospital Trust
        Swami Rama Nagar, P.O. Doiwala
        Distt. Dehradun 248140, Uttaranchal, India
        Tel: 91-135-2412068, Fax: 91-135-2412008
        hihtsrc@sancharnet.in; www.hihtindia.org

Distribuido por:
Lotus Press
P.O. Box 325
Twin Lakes, WI 53181 USA
lotuspress@lotuspress.com;
www.lotuspress.com
800-824-6396

Reservados los derechos. La reproducción total o parcial de
este libro, en inglés o en cualquier otro idioma, está prohibida
sin el permiso del editor por escrito.

# Indice

# Prefacio

En 1977, la sede del Himalyan International Institute de la Ciencia y Filosofía del Yoga, se hallaba en Glenview, Illinois, cerca de Chicago. En esos tiempos Swami Rama vivía en el Instituto y lo era todo para nosotros: gurú y profesor amadísimo, paternal y disciplinario según la necesidad. Y por supuesto el mejor amigo que uno pueda encontrar. "Nosotros" éramos veinticinco estudiantes que vivíamos, trabajábamos y estudiábamos bajo su guía. En esa época el Instituto empezó un programa innovador de graduación en estudios orientales. Unos pocos de entre nosotros recibieron permiso para matricularse en este curso siempre y cuando siguiéramos cumpliendo con nuestros deberes. Escogimos, por supuesto, el curso sobre los Yoga Sutras que Swamiji enseñaba. De todas las conferencias y seminarios de Swamiji a los que he tenido la oportunidad de asistir durante un periodo de veinte años, ninguno me impresionó tanto como estas conferencias sobre los Yoga Sutras. Nunca olvidaré el entusiasmo y la sed insaciable de conocimiento que estas conferencias produjeron en mí. Swamiji jugaba el papel de profesor de forma impecable. Asistía a clase con sus gafas y apuntes. Nos regañaba y se burlaba de nosotros diciendo que éramos unos zoquetes, que no hacíamos preguntas inteligentes, y que a nuestras respuestas a sus incesantes preguntas les faltaba creatividad. Presentaba el material con tanto amor, calor y entusiasmo que sentíamos que todos los secretos de los misterios del universo nos estaban siendo revelados y que ya no podríamos volver a pensar que algo no fuera posible.

Cuando se me concedió la oportunidad de juntar en un libro estas conferencias, volví a experimentar el mismo entusiasmo y sentimiento de temor reverencial que aquel curso produjo en mí. Mientras trabajaba en el manuscrito me di cuenta de que Swamiji siempre nos había estado enseñando los Yoga Sutras: cómo vivir en el mundo y poner en práctica estos Sutras en nuestra vida diaria. *"Yoga la Ciencia Sagrada"* es un intento de ofrecer estas conferencias de forma que su valioso contenido pueda seguir siendo utilizado y saboreado durante un sinfín de años.

Hemos intentado preservar el lenguaje original de modo que la presencia de Swamiji no quede velada. Las conferencias de Swamiji, como era típico, no se limitaban a un tema o a un orden predecible y cronológico. Eran más bien pragmáticas y no vacilaba en introducir cualquier tema que fuera relevante para las necesidades de la audiencia. A menudo hacía una digresión, contando historias de sus experiencias de juventud y de su entrenamiento espiritual para ayudar a aclarar o enfatizar una enseñanza en particular. Este estilo se ha intentado plasmar de la manera más fiel posible a la hora de confeccionar este libro.

Con frecuencia Swamiji nos recordaba que si queríamos entender los Yoga Sutras, necesitábamos entender cada Sutra desde un punto de vista práctico. Una y otra vez insistía sobre la importancia de aplicar estos aforismos a nuestra vida diaria y nos aseguraba que podíamos realmente practicar el sistema Yoga de Patañjali y vivir en el mundo; no hay necesidad de retirarse y de vivir en un monasterio o en alguna cueva de los Himalyas. Por eso ponía énfasis en el aspecto de aquellos Sutras que podían ser de más ayuda para nosotros, estudiantes novatos que acabábamos de empezar el increíble viaje hacia nuestro interior. Swamiji insistía particularmente en el valor terapéutico de ciertos Sutras y en cómo aplicarlos para mejorar nuestra calidad de vida. Las prácticas de métodos que ayudan terapéuticamente, – ejercicios de respiración, asanas, concentración y meditación – que Swamiji compartió con nosotros durante el ciclo de conferencias, han sido incluidas en este libro.

Patañjali insiste de forma reiterada en la necesidad de entender y de aprender a controlar todos los aspectos de la mente y sus modificaciones, como requisito previo para alcanzar Samadhi. Según Swamiji, los Yoga Sutras de Patañjali son la base de la psicología antigua. La descripción que Swamiji hace de la totalidad de la mente, de sus funciones y emociones, va mucho más allá de los conceptos de la psicología moderna, permitiendo penetrar en las complejidades de la psicología Yoga. Ahí radica la importancia y el valor de este libro. Ofrece un punto de vista terapéutico y al mismo tiempo sirve de guía práctica para vivir una vida sana y equilibrada.

Como el contenido de este libro proviene de las conferencias de un curso, no tiene como objetivo ser un comentario erudito ni exhaustivo de los Yoga Sutras, ni tampoco hay que entenderlo como una exposición completa de los ciento noventa y seis

Sutras. Sin embargo, sería un error pensar que el material de este libro son unos simples apuntes. Como sucede con todos los escritos y las enseñanzas de Swamiji, una lectura repetida revelará niveles más profundos y más sutiles de conocimiento de la ciencia del Yoga, según el nivel de preparación del lector.

Swamiji insistió en los cuatro primeros Sutras en sus conferencias, porque estos primeros cuatro Sutras son el núcleo de los Yoga Sutras, y los demás Sutras son la expansión de estos cuatro primeros.

Bárbara Bova.

# La Meta Final de DARSHANA es Ver la REALIDAD.

El Yoga *"darshana"* es uno de los darshanas más antiguos. La palabra *"darshana"* proviene de la raíz *"darshate anaina"* que significa "aquello por medio de lo cual puedes ver". Este sistema particular por medio del cual puedes Ver la Realidad se llama darshana. De la misma manera en que te puedes ver en un espejo, así, por medio de Yoga Darshana, los Yoga Sutras, puedes llegar a Ver al Ser. Darshana no es lo mismo que filosofía. *"Filosofía"* es un nombre compuesto que significa *"amor a la sabiduría"* Darshana no es un mero amor al conocimiento. Ésta es una de las diferencias entre la filosofía oriental y la occidental: la meta final de darshana es Ver la Realidad.

La ciencia del Yoga se basa en la filosofía Samkhya, que es la base misma de todas las ciencias. Samkhya *"Samyak akhyate"* significa: "aquello que explica la totalidad". Samkhya abarca el universo entero – cómo el universo llegó a existir y todas las relaciones dentro del mismo –. Explica la vida humana en todos sus niveles, nuestra relación con el universo, nuestra relación con el Creador del universo, nuestras relaciones con la propia mente y nuestro mundo interior, nuestra relación con el Centro de Consciencia y por supuesto con nuestra existencia.

Incluso quien fuera agnóstico o ateo obtiene algo de la filosofía Samkhya.

La filosofía Samkhya dio nacimiento a las matemáticas. Y sin ellas nadie podría entender la ciencia. Todas la ciencias se desvanecerían en la oscuridad si las matemáticas desaparecieran, ya que de una u otra manera la ciencia tiene su base en las matemáticas. La filosofía Samkhya es la base misma de la Ciencia del Yoga. Os estoy enseñando lo que me enseñó en el monasterio un gran Swami, Chakravarti, que era un gran matemático Hindú. Me enseñaba dibujando triángulos, líneas y puntos en la arena.

La filosofía Samkhya define todo el proceso de entender aquello que es real y aquello que no lo es. Aquí la palabra "Realidad" no se utiliza en el sentido que tiene en el mundo exterior. Consideremos la pizarra en la cual estoy escribiendo, ¿es real? Según la filosofía Samkhya, la pizarra no es real porque la Realidad es aquello que no está sujeto al cambio, ni a la muerte, ni al deterioro. Es Verdad que la pizarra tiene una realidad material, pero no es real ya que su nombre y forma pueden cambiar en cualquier momento. Si el nombre y la forma de un objeto pueden cambiar, no es la Realidad Absoluta. Según Samkhya, la Realidad o la Verdad, es aquello que existe en los tres tiempos – el pasado, el presente y el futuro. En el mundo material, un hombre de carne y hueso es real, pero para la filosofía Samkhya, la Realidad significa aquello que perdura siempre, que existe en todos los tiempos y que no está sujeto a cambio, muerte ni deterioro. El mundo parece existir; parece ser real, pero de hecho no es real porque su existencia depende de otra cosa. Los que no conocen la Realidad, se creen que el mundo es real. Para los que conocen Samkhya, el mundo no es real.

Cuando se nos enseñó la ciencia del Yoga en el monasterio, siempre se nos enseñó *"Karika"*, un texto clásico del Buddhismo, y Samkhya al mismo tiempo, para poder entenderlo mejor. Karika, Samkhya y Yoga están íntimamente relacionados entre sí. Si queréis entender los sistemas de la filosofía Hindu, incluyendo el Buddhismo y el Jainismo, hay que estudiar el *"Karika"*. El *"Karika"* no dice que uno debería entender a Dios o hablar del cielo y del infierno; es algo muy práctico. El primer Sutra del *"Karika"* es: *"Dukhatre vighatat"*; "Oh, hombre, sé consciente del dolor que surge en los tres niveles: el dolor que viene de dentro, el dolor que viene de fuera y el dolor que viene de la naturaleza. Primero libérate de estas tres clases de dolor"

La ciencia del Yoga se remonta a miles de años. El ser humano ha buscado siempre medios de hacer su vida más feliz en el mundo exterior. Aunque lo logra parcialmente, no es verdaderamente feliz. Entonces empieza a buscar un medio interior de organizar sus estados internos. Los grandes sabios, con la ayuda de técnicas de meditación, han llegado lejos en los reinos interiores de su entidad y han tenido experiencia de la gran sabiduría interior. Hace unos cinco mil años, cuando no había imprentas, se impartían las enseñanzas a los estudiantes de forma oral, usando frases densas, compactas, llamadas *"Sutras"*, para que pudieran recordarlas con mayor facilidad. A través de las prácticas y de la experiencia, las verdades dichas por los profesores podían ser comprobadas.

Patañjali fue un gran sabio que sistematizó y organizó el estudio y las Enseñanzas del Yoga. No fue el primer maestro de Yoga, ni se le considera como el origen de la ciencia del Yoga. En Sánskrito se dice:

"Uno que nació primero, el primero que llegó a manifestación, fue el primer profesor de Yoga". Patañjali fue tan sólo el codificador de la ciencia del Yoga. Su método es muy práctico, no fue un simple predicador, fue un auténtico científico y un gran filósofo que entendía la vida, sus corrientes y sus contra-corrientes. Era un gran Yogui que practicaba, que sabía y que hacía experimentos. Patañjali era un ser de Luz, un sabio, que nos ha facilitado la ciencia del Yoga para beneficio de todos los seres humanos.

Después de llevar a cabo sus propios experimentos durante mucho tiempo, Patañjali organizó el estudio de los estados interiores en ciento noventa y seis Sutras. Estos Sutras se llaman Yoga Darshana. La palabra "Sutra" significa "un hilo" y los Yoga Sutras están conectados entre sí como las cuentas de un "Mâla". Patañjali a veces utilizó varios Sutras para expresar la misma idea, si un único Sutra no era suficiente para explicar completamente un tema particular. Cuando utilizó más de un Sutra para explicar un concepto, quiere decir que éste es importante y ha de ser estudiado a fondo hasta su comprensión.

Los Yoga Sutras representan un texto clásico de gran importancia. Quiero daros en este curso un atisbo de su totalidad. Las tres escuelas de Buddhismo (Mahayana, Hinayana y Nirvayana) y las enseñanzas del Jainismo, se basan en este texto. Los Upanishads están llenos de las enseñanzas de la ciencia del Yoga. Cada religión del mundo incluye algo de esta ciencia, sin embargo el Yoga no es una religión.

Cada palabra de los Sutras tiene un significado, por lo tanto necesitáis entender cada palabra correctamente para entender el significado verdadero del Sutra. Los Sutras son parecidos a los aforismos, pero no son meros aforismos. Son frases compactas, concisas y abstrusas que no se pueden entender sin expansión y explicación. Estudié repetidas veces los Sutras en mi infancia, sin embargo todavía no sé mucho acerca de ellos. La finalidad de los Yoga Sutras no es la de ser estudiados por estudiantes, sería una locura. Su finalidad no es otra que la de servir de guía para los profesores. Si estudiáis tan sólo el Sutra, tal cual, no entenderéis lo que significa. La intención de Patañjali era: que los profesores practicaran los Sutras y luego los expandieran para conocimiento de los estudiantes. El entendimiento no tiene nada que ver con vuestro grado de erudición. Si una persona es muy culta y ha estudiado las Escrituras, pero no práctica, le será muy difícil entender todo el concepto, la filosofía, la psicología y los aspectos prácticos de Patañjali. Si no practicáis los Yoga Sutras, no los podréis explicar, con independencia de lo mucho que los podáis estudiar y como resultado de ello cometeréis muchos errores.

Tan sólo cuando practiquéis los Sutras los entenderéis con claridad. Únicamente aquellos profesores que han estudiado la tradición con profesores competentes y que han practicado y aplicado las verdades que los Sutras contienen, tienen derecho a enseñar los Yoga Sutras. Antiguamente, sólo los que eran discípulos de un Maestro enseñaban los Sutras. Nadie los hubiera estudiado de alguien que no fuera un auténtico Yogui. Sólo alguien que ha practicado esta ciencia en pensamiento, palabra y obra, y que ha estudiado esta ciencia de forma tradicional, puede explicar e impartir el Conocimiento a aquellos estudiantes que estén preparados.

Los cuatro primeros Sutras son muy importantes. Son las piedras angulares del edificio de la ciencia del Yoga. Patañjali explica los cuatro primero Sutras en el primer capítulo de los ciento noventa y seis Sutras. Estos cuatro Sutras son el núcleo; el resto de los Sutras son la explicación.

Los cuatros Sutras de base son:

*"Ahora se expone la ciencia del Yoga"*

*"A base de ganar control sobre la mente y sus modificaciones, un ser humano puede alcanzar el mayor estado de sabiduría o Samadhi"*

*"Cuando llegas a realizar tu Naturaleza Esencial, obtienes la libertad"*

*"Constantemente te identificas con los objetos del mundo. Por eso sufres"*

Patañjali no escribió estos Sutras para Swamis y renunciantes. Los escribió para la gente corriente. De tal modo que uno pueda vivir en el mundo y a la vez permanecer sin que nada le afecte, ni le perturbe; disfrutando de la paz, de la felicidad y de la bienaventuranza. Los estudiantes a menudo preguntan a su profesor por esta felicidad, felicidad que ellos mismos pueden obtener con métodos simples, mediante modos sencillos de vida. No os contéis que no podéis ser felices ni conocer la bienaventuranza. Podéis disfrutar de la felicidad. No creáis que el mundo exterior o lo objetos del mundo os pueden dar la paz y la felicidad. Mucha gente corre de aquí para allá, preocupadísimos y afectados por los objetos del mundo. Para tener felicidad no necesitáis ir de un lado a otro. Todo es asequible y está a vuestro alcance. La paz está dentro de vosotros.

¿Estáis determinados a encontrar paz, felicidad y bienaventuranza? o ¿todavía estáis buscando a alguien que os dé esta paz, esta felicidad y esta bienaventuranza? Las Escrituras dicen que nadie jamás encontrará en el mundo estas cosas en ninguna relación. La paz y la felicidad están dentro de vosotros, más allá de vuestro cuerpo, de vuestro aliento, de vuestros sentidos y de vuestra mente. Podéis lograr esta paz a base de aprender a dirigir vuestras energías hacia dentro, hacia los aspectos más profundos de vuestra entidad. Pero ello no os obliga a retiraros del mundo. No tenéis que dejar vuestras relaciones, ni huir de vuestros deberes. Tan sólo necesitáis disciplinaros. Esta disciplina significa: no permitiros estar dispersos mentalmente, embebidos en vuestros pensamientos, palabras y obras. Patañjali, el codificador de la ciencia del Yoga, enseñó que todos los seres humanos pueden alcanzar la meta de la vida humana a base de entender los Yoga Sutras, a base de ponerlos en práctica y de aplicarlos en la vida diaria.

El Yoga es ciencia, filosofía y psicología. La ciencia del Yoga tiene que ver con las sutilezas de la vida, nos ofrece el lado práctico de la filosofía y nos proporciona una variedad de técnicas. La psicología Yoga enseña cómo aplicar la ciencia del Yoga para conocernos a nosotros mismos. Los Yoga Sutras de Patañjali son la base de la psicología antigua que incluye la psicología Buddhista, Zen, Jaina y de otros sistemas. Y también es la base de los siete sistemas de la filosofía Hindú. No existe una diferencia real entre la psicología oriental y la occidental. Esta diferencia se halla entre la filosofía antigua y las filosofías modernas. Hay muchas ramas dentro de la psicología antigua.

La palabra "psicología" significa: "la ciencia de la vida mental", pero la psicología moderna no se ha desarrollado hasta el punto de poder verdaderamente decir que sabemos cómo estudiar la vida mental. Cuando se estudia la mente como un sujeto, se está tan sólo recogiendo información y opiniones de otros e intentando estudiar lo que es. Nunca he encontrado a nadie que pudiera realmente estudiar mi mente, aunque he conocido psicólogos y psiquiatras de renombre. Lo mismo pasa con los videntes, me hicieron predicciones en las cuales nunca creí. Les dije: "decidme lo que ocurre ahora en mi mente y lo que me ha ocurrido en el pasado, entonces creeré lo que me decís del futuro".

Lo que la psicología moderna ha estudiado en realidad es la conducta. Esto no es el estudio de la mente, sino tan sólo un aspecto de la misma. El conductismo, o estudio del comportamiento, es una ciencia incompleta. A través de la conducta se expresa muy poco de la mente. De modo que estudiando la conducta no se puede entender la totalidad de la mente. Fundamentalmente, la psicología moderna se basa en el estudio de la conducta de personas mentalmente anormales. Patañjali no basó su ciencia en el estudio de la conducta anormal, aunque conocía perfectamente la existencia de este estado. Por el contrario, la psicología moderna nació del estudio de la desgracia, intentando entender los problemas mentales que los medicamentos no podían remediar. Enseña que es imposible entender plenamente el proceso mental. Patañjali estudió y analizó la mente normal en su totalidad, con todas sus funciones y modificaciones. La psicología Yoga surgió de la necesidad primordial de alcanzar la Plena Realización.

Debemos considerar la psicología moderna como un producto en fase de crecimiento, no terminado. Hoy llega a ciertas conclusiones que mañana puede que deseche.

A parte del behaviorismo o conductismo, hubo otra rama de la psicología con la cual grandes psicólogos como Freud, James, Williams y Jung intentaron entender los aspectos más profundos de la mente, pero no consiguieron profundizar lo suficiente. Empezaron por estudiar la hipnosis, pero no llegaron muy lejos en el camino. La auto-hipnosis y la auto-sugestión pueden ayudar a la gente con sus problemas hasta un cierto punto, pero no les lleva a conocer los niveles más profundos. Y es allí, en ese punto, donde la antigua psicología Yoga comienza su estudio.

La antigua psicología muestra la enorme capacidad de la mente humana. Si se logra contener la disipación y distracción de la mente, se la puede educar y orientar en la dirección correcta, mostrando toda su plenitud.

Como ya he comentado, la psicología Yoga es una ciencia completa y profunda, por lo que sólo se puede llegar a entenderla, poniéndola en práctica. Y esa práctica no consiste en memorizar los Yoga Sutras. Patañjali nos enseña un método sutil, preciso y profundo. Si la psicología moderna optara por intentar entender los métodos sutiles de Patañjali, una nueva luz aparecería en la sociedad. Por desgracia no se suele enseñar en las escuelas de psicología cómo ir más allá de los campos conscientes e inconscientes de la mente y ni mucho menos cómo ser conscientes del alma. Ahí radica el problema, pues éste es el verdadero propósito de la vida humana.

Son el mundo consciente e inconsciente de la mente el campo de trabajo de la psicología moderna. Con ayuda del análisis y de las terapias, logran revelar parte de este mundo inconsciente, trayéndolo al mundo consciente donde puede ser entendido, y puede ser catalogado según la mentalidad de la sociedad en la que vivimos. A diferencia de este método, la ciencia del Yoga va directamente al centro mismo del alma, la fuente misma de la mente y sus modificaciones.

A menos que conozcáis vuestro propio *"Svarupa"*, vuestro propio y verdadero Ser, no podéis tener un control perfecto de vuestra mente y sus modificaciones. No se puede controlar el efecto si no se conoce la causa.

AHORA, Entonces y de Aquí en Adelante, se Expone la DISCIPLINA del Yoga.

*"Atha yoganushasanam"*

"Ahora, entonces y de ahora en adelante, se expone la disciplina del Yoga". La primera palabra es "ahora". En ningún lugar se ha utilizado esta palabra del mismo modo que aquí se emplea. "Ahora", es de vital importancia. "Ahora" significa "Ahora, entonces y de aquí en adelante", es decir se acabaron los preliminares. La palabra "ahora" indica que ya habéis completado una iniciación y "ahora" queréis ir más adelante; queréis aprender más; queréis entender más; queréis practicar más.

Cuando un profesor dice: "Ahora haced esto", significa que habéis realizado una labor anterior y que estáis preparados para llevar a cabo la nueva tarea. Un estudiante, primero ha de estar preparado y luego escoger el camino. El primer Sutra explica de forma indirecta y muy sutil, el papel del estudiante. El Yoga es una disciplina y los que quieran disciplinarse, aquellos que entiendan la importancia de esta disciplina, han de prepararse para aprender, para estudiar y practicar el Yoga con su mente, sus palabras y sus acciones. La meta de un estudiante no es la de simplemente estudiar y memorizar los Sutras, la práctica de los mismos en su vida es en sí su estudio, su aprendizaje.

Patañjali estudió la mente en todos sus niveles y describe muchas variedades de estudiantes. Algunos están preparados, otros se están preparando y algunos están totalmente confusos. Estos últimos no pueden empezar a prepararse. De sus estudios Patañjali logró extraer una distribución de categoría para los niveles de la mente: "Kshipta", "Vikshipta", Mudha", "Ekagra" y "Niroddha".

·"Kshipta" es un estado mental totalmente disperso.

·"Vikshipta" se refiere al estado mental de los que no tienen control de su mente. Su mente no se concentra, pero si hacen un esfuerzo, pueden aprender. A veces logran entender y a veces no. La falta de atención es la causa de este no entendimiento. Su mente no ha sido todavía bien entrenada, pero pueden entrenarse.

·"Mudha" es aquel estado de somnolencia, de estupor mental.

·"Ekagra" se refiere a la mente de los que se concentran y lo pueden hacer con soltura.

·"Niroddha" describe el estado mental de los que pueden mantener su mente bajo perfecto control. La han entrenado bien, con disciplina y la pueden utilizar como quieren.

Para un profesor competente ha de ser fácil conocer la condición mental de un estudiante. Cuando éste llega, el profesor puede saber cual es el problema por la forma en la que el estudiante anda. Es decir: conocer el tipo de mente del estudiante, si es o no capaz de estudiar esta ciencia, saber si está preparado. Un profesor ha de saber discernir en qué grupo se encuentra un estudiante cuando llega, para enseñarle lo que debe aprender.

Cuando estáis preparados, cuando habéis completado vuestros estudios preliminares, es entonces y sólo entonces, cuando el profesor os indica otra tarea que debéis realizar. Aquí no se describen esos estudios preliminares, ese conocimiento inicial necesario. Lo que el profesor ha podido decir, explicar, enseñar antes de "Ahora", sólo el profesor y el estudiante lo saben. Para poder estudiar, practicar y aplicar los Sutras a vuestra vida cotidiana, tenéis que estar preparados. Eso es lo que significa "Ahora"; indica que estáis en condiciones, que tenéis el Conocimiento necesario y que ha llegado el momento de dar el siguiente paso. "Ahora" conviene que os percatéis de la Realidad. Es excelente que ansiéis saber más.

"Ahora" empieza la exposición de la ciencia del Yoga, hasta este momento no la habíais estudiado.

Así que el profesor dice "Ahora".

"Ahora" es una palabra que se usa con asiduidad, pero que pocas veces se emplea de forma correcta. Los que no meditan, difícilmente pueden entender su significado. Cuando empezáis a observar vuestra mente, descubrís que la mente está condicionada por tres parámetros: el tiempo, el espacio y la causalidad. El tiempo es un filtro, cualquier hecho que ocurra pasa por el filtro del tiempo. Hoy podéis estar tristes y preocupados y hasta puede que estéis pensando en suicidaros, pero... puede que al día siguiente, si os preguntasen si os vais a suicidar, vuestra respuesta sea no. Si os dais tiempo, más tarde descubriréis que no sentís lo mismo. La mente está condicionada por el pasado y el futuro. Funciona sobre las experiencias del pasado, o sobre la base que éstas ofrecen, imagina el futuro. O rumiáis el pasado o pensáis en el futuro, pero ¿dónde está el "ahora"? El "Ahora" falta. No sabéis vivir "el aquí y Ahora". ¿Cuál es el mejor periodo de la vida de una persona? No es lo que ha pasado, ni tampoco lo que va ocurrir. Es "Ahora". Haced el mejor uso de vuestra vida hoy y "Ahora". ¿Podéis realmente explicar dónde está este "Ahora"? Podéis deletrear la palabra, pero probablemente no podáis saborearla. En el instante en que habláis de "Ahora", ya se ha convertido en pasado. Cuando decís "Ahora", entonces no hay "Ahora". Ya no está aquí, se fue. ¿Cuántos de vosotros disfrutan del "Ahora"? Planeáis vuestras vacaciones del año que viene, planeáis ir a cenar o a bailar, pero ¿qué ocurre con el "Ahora"? Conocéis la palabra y lo que quiere decir pero no sabéis disfrutarla. Vuestra mente, o bien se va al pasado o al futuro, en imaginaciones. Nunca ha experimentado el "Ahora". Pero si no hay un "Ahora", entonces ¿dónde está la unión entre el pasado y el futuro? En vuestra vida diaria posponéis vuestra felicidad porque no sabéis estar en el presente. El "Ahora" falta en vuestra vida. Si pudierais liberaros de las experiencias pasadas e impedir que vuestra mente imagine el futuro, disfrutaríais del "Ahora". Si aprendierais a hacer que vuestra mente esté libre del filtro del tiempo, iríais más allá del tiempo. Afortunados son los que meditan y viven en el "Ahora". La meditación permite disfrutar del "Ahora". Es en el "Ahora" dónde se encuentra el disfrute, dónde se encuentra la eternidad. En cuanto lleguéis a conocer el "Ahora", conoceréis el pasado, el presente y el futuro, pero sin estar ligado a ninguno. Seréis libres.

Los otros dos condicionamientos de la mente: son el espacio y la causalidad. La causalidad es aquello que crea el efecto. El tiempo es uno con la causalidad. Se puede llegar a liberar a la mente de estos tres condicionamientos. Muchos pensamientos pasan y a eso se le suele llamar "proceso de pensar". Y entre pensamiento y pensamiento ¿qué hay?, ¿un espacio? Y si no hubiera espacio, entonces ¿qué ocurriría con el tiempo? El tiempo no existiría. Si hubiera tan sólo un pensamiento ¿cuál sería entonces la condición del espacio? No habría espacio. El tiempo y el espacio son variaciones de un mismo concepto. Fijaros por un momento en que si hubiera un solo pensamiento en la mente, entonces el tiempo no podría afectar a la mente.

No se puede alcanzar el estado más elevado de Samadhi sin liberarse de los condicionamientos de la mente. Cuando la mente puede sondear las fronteras del tiempo, entonces puede darse cuenta de los niveles más sutiles de Consciencia y transformarse. Ese es el inicio del camino de la paz y de la felicidad. Si logramos que la mente esté libre de imaginaciones, y no me refiero a la creatividad, y que esté libre de recuerdos del pasado, entonces puede entrar en el estado de "Ahora". Entrenar a la mente a estar en el "aquí y Ahora" implica comenzar a tener un conocimiento de todo. Más allá de eso no hay nada más que saber. "Ahora" es parte de la eternidad.

Cuando un profesor os enseña, primero aprended a estar "aquí y Ahora", porque entonces habréis aprendido los preliminares. "Ahora", aprended a entender la palabra "Ahora".

Patañjali os guía en un viaje hacia dentro. Su primera lección es: "Tenéis que disciplinaros ahora, y, de ahora en adelante, seréis aspirantes". Antes de estudiar la ciencia del Yoga, deberíais estar plenamente preparados, porque ello requiere disciplina.

# El YOGA es una CIENCIA que Versa Sobre el Cuerpo, el Aliento, la Mente, el Alma y Finalmente Sobre el Universo Mismo.

¿Qué significa la ciencia del Yoga para vosotros? Cuando la gente habla de Yoga, suelen pensar que tiene que ver tan sólo con el cuerpo físico. Pero el yoga es una ciencia que versa sobre el cuerpo, el aliento, la mente, el alma y finalmente sobre el universo mismo. Es a la vez práctico y teórico.

Patañjali no intenta enseñaros ninguna religión. El Yoga no es una nueva religión, ni condena ninguna religión. El Yoga no intenta convencer a los judíos para que se conviertan al catolicismo, ni que los católicos abandonen su fe por el Hinduismo, ni les dice a los hindúes que se hagan budistas. Todas las grandes religiones provienen de una misma fuente. A diferencia del Yoga las religiones indican a la gente lo que han de hacer y lo que no deben hacer, mediante una serie de reglas y mandamientos que no llegan a ser del todo satisfactorios. Por su parte el Yoga no dice lo que hacer o no hacer, simplemente enseña como Ser. La ciencia del Yoga es una ciencia de Vida, que nos ayuda a conocer las partes conocidas y también las desconocidas de la Vida, ese conocimiento es lo que nos ayuda a liberarnos del dolor y de las penas y que os permitirá alcanzar ese estado de paz.

¿Cómo puede un ser humano que vive en el mundo practicar la ciencia del Yoga? Si entendéis sus principios fundamentales y porqué deberían ponerse en práctica, os será fácil practicar. Primero habéis de decidir investigar. Tenéis que sentir la necesidad de encontraros a vosotros mismos. "Sí, quiero conocerme. Me falta algo, algo que la religión no me da". Millones de seres humanos, tanto en oriente como en occidente están buscando la Verdad y la Realización (o como dicen los hombres de religión: buscan a Dios). Podéis ir a una iglesia, a un templo, o a una sinagoga, pero la mente sigue cuestionando. A veces las religiones no satisfacen vuestras necesidades, entonces cuestionáis la vida. Cuando vuestra mente cuestiona, ello quiere decir que no estáis plenamente satisfechos. La vida es una pregunta que tenéis delante. Queréis saber más, pero estáis utilizando esta mente pequeña, que no mide un palmo, para medir el universo y sus misterios. No entendéis vuestra religión porque no os entendéis a vosotros mismos. El mayor de todos los libros es el libro de la Vida y a menos que abráis ese libro, no entenderéis las enseñanzas de las Escrituras. Las Escrituras enseñan lo que hay que hacer y lo que no, pero debéis aprender a Ser. Todas la puertas de un Conocimiento mayor se abrirán ante vosotros cuando os entendáis a vosotros mismos. Patañjali ofrece algo a los que buscan: nos dice que la Fuente del Conocimiento está en Nosotros Mismos. El mundo y su conocimiento tan sólo os pueden informar e inspirar. Debemos entender que evolucionar no significa ir hacia el mundo exterior, saber más de lo exterior; significa volver hacia la Fuente. Si ponéis diez pantallas alrededor de una luz ¿qué pasa con esta luz? La luz seguirá como está, pero desde fuera parecerá muy tenue. Tan tenue que a lo mejor no podréis verla. Pero si quitamos las pantallas, la podréis ver claramente. Os podéis comparar con esa luz, y antes de llegar a la Fuente que está en vosotros, tendréis que pasar por muchas barreras. La ciencia del Yoga ofrece una metodología, por medio de la cual podréis entenderos a vosotros mismos, mejorando todos los niveles: vuestro cuerpo, vuestras acciones, vuestros pensamientos, emociones y deseos. También os permitirá entender cómo estáis relacionados con el mundo y cómo llevar un vida exitosa en el mundo. La ciencia del Yoga crea un puente entre las condiciones interiores y las exteriores de la vida. El Yoga es un modo de ir a mejor, de entender los estados mentales y emocionales.

Quienquiera que seáis, tenéis todos lo potenciales en vosotros ¿Os dais cuenta de esto? Y si os dais cuenta ¿sabéis cómo hacer uso de ellos? Patañjali nos anima a ser conscientes de los potenciales que tenemos y a aprender a utilizarlos. Esta ciencia es práctica y nos anima a explorar más y más.

La palabra Yoga significa "unión, unificar". Tenéis que uniros a la totalidad. De momento sois individuos y sufrís. La causa del sufrimiento, nos dice Patañjali, es la ignorancia. La ignorancia es de creación propia, podéis liberaros del sufrimiento porque vosotros mismos lo habéis creado. De nada sirve que digáis: "¡Dios, ayúdame!" Es como si os taparais los ojos y dijerais: "Señor de la Luz, de la Vida y del Amor, dame luz" Esto es una oración vana.

# DISCIPLINA Significa Comprometerse

Tenéis que encender vuestra propia lámpara. Nadie os va a dar la salvación. Todos los individuos tienen la responsabilidad de llegar a la Iluminación. ¿Creéis que no podéis? Tenéis la chispa. Estáis plenamente equipados. Tan sólo necesitáis disciplinaros. La disciplina no es una cárcel. Tan sólo significa práctica.

Patañjali dice que tenéis la capacidad de desarrollaros y de llegar a un estado de quietud. Entonces entenderéis las cosas como son. De otro modo creáis oscuridad para vosotros mismos y no podéis ver claro. La mente humana permanece nublada porque el mundo exterior no provee lo suficiente. En el mundo exterior todo es efímero. En cuanto queréis estudiar algo del mundo exterior, este algo cambia de nombre y forma. Lo primero que hay que hacer es quitar de la mente las nubes de ignorancia. Cuando se tiene claridad mental, se pueden estudiar las cosas como son y no hay confusión.

Así cuando Patañjali dice: *Atha yoganushasanam,* quiere decir que cuando de veras queráis desarrollaros, primero habréis de aprender a disciplinaros. A la gente, la palabra *disciplina* les asusta. Pero disciplina no tiene nada que ver con castigo. En cuanto sepáis lo que es, la disfrutaréis. Disciplina significa compromiso con uno mismo. En cuanto un ser humano se compromete con su progreso, poco a poco descubre que la luz está en él. Todas estas luces exteriores – el sol, la luna, las estrellas y las luces eléctricas – son luces superficiales. Los Upanishads dicen una y otra vez: *Hiranya mayena patrena satyasyapihitam mukham. Tattvam pushann apavrunu satya dharmaya drushtaye.* "La faz de la Verdad está escondida por el disco dorado. ¡Oh! señor, ayúdame para que pueda ver la verdad que está en mí". Insistís en buscar la Verdad en el mundo exterior, pero allí no está. Los que han encontrado la Verdad en ellos mismos pueden expresarla y se les considera grandes seres humanos.

La disciplina que necesitáis para aprender esta ciencia, para seguir el camino del viaje interior, no es la disciplina que ya tenéis. Tratad de entender la sutileza de este punto. Tuvisteis que tener disciplina en los colegios y universidades para estudiar y examinar las cosas del mundo exterior. Este aprendizaje es totalmente diferente de la disciplina del yoga. En el mundo exterior todo es movimiento. Pero si queréis llegar a los niveles más profundos de vuestro ser, lo importante es la quietud. En todos los demás viajes hay que moverse, pero en este, no. La Biblia dice: "Entra en quietud y conoce que soy Dios". He aquí una fórmula sencilla, pero ¡Cuan difícil de practicar! Desde vuestra más tierna infancia se os enseñó a moveros. Nadie os ha enseñado cómo quedar en quietud. Tenéis que aprender a no moveros. *Anushasanam,* la disciplina que habéis de seguir, todavía no la habéis aprendido. Puesto que se trata de un entendimiento completamente nuevo, parece difícil. Para aprender la ciencia del yoga, la cual conduce a los niveles más altos de la vida, al reino de la sabiduría, de la paz y de la bienaventuranza, a la liberación del dolor y de las penas, primero habéis de disciplinaros. En la educación moderna hay suficiente libertad, pero no hay programas de entrenamiento para la auto-disciplina. Nadie os dice cómo observaros, ni cómo practicar. Patañjali dice que éste no es el camino. Esto que llamáis conocimiento no sirve, no da frutos. Empezad por aprender a tener disciplina, esto es posible en cualquier momento, a cualquier edad. Nunca es demasiado tarde. La auto-disciplina es el verdadero aprendizaje. Aprended a deciros "no". Si de veras queréis practicar, durante algún tiempo no escuchéis a esta parte de la mente que dice que "sí" a todos vuestros deseos. Si entendéis bien el "no", entenderéis el "sí". Tenéis que entender el impacto del "no" y aprender a usarlo hacia vosotros mismos y nunca hacia los demás. Esto os dará fuerza. La disciplina no es algo que venga de fuera. Patañjali dice que toda la base de Samadhi es "*anushasanam*" y os conviene entender esta palabra en la práctica. La auto-disciplina significa regularse en tres niveles: pensamiento, palabra y obra.

Determinad que desde hoy mismo empezáis a disciplinaros. Es muy sencillo. No hagáis grandes planes, ni establezcáis reglas rígidas. Empezad por cosas pequeñas como: "me levantaré a tal hora, me lavaré y me sentaré a meditar". Si no tenéis esta determinación, esta energía, no podéis seguir el Camino. Una vez que habéis decidido algo, la determinación os hará cumplirlo con fuerza, si no, es imposible. De modo que si habéis decidido practicar yoga, necesitáis determinación para sostener esta decisión.

Cuando un aspirante va a ver a un profesor, quiere ver un milagro. Pero el milagro sois vosotros mismos. ¿Cómo pudo Cristo cambiar el agua en vino? Tan sólo un perfecto maestro puede hacer esto. ¿Sabéis lo que hizo? Cuando estudiaba en Europa hubo en Inglaterra un concurso de ensayos sobre este tema entre los escritores. Uno contestó a esta pregunta con un solo renglón y se llevó el premio. Escribió: "Cuando el Maestro contempló a la bien amada, ésta se ruborizó."

Todo lo que os rodea está sujeto a cambio según el modo en que lo contempléis. El día en que entendáis este principio, todo vuestro entorno podrá cambiar si de veras estáis disciplinados. No echéis la culpa a la naturaleza, ni a Dios, ni a nadie, ni a nada. Vuestros problemas son vuestra propia creación. Esto en el fondo lo sabéis, aunque no lo queráis admitir.

Decís que no alcanzáis la Iluminación, que no podéis ver a Dios. Deseáis ver a Dios, pero no tenéis ningún concepto, ni entendimiento de lo que Dios es, así que nada va a ocurrir. Estáis buscando la Iluminación en el mundo exterior, pero ésta no es la manera. ¿Estáis preparados para hacer el viaje desde el aspecto más denso de vuestra entidad, hasta el más sutil? ¿Tenéis la habilidad de ser disciplinados a todos los niveles? ¿Practicáis? ¿Estáis dispuestos a conocer la vida interior y exterior? Si la respuesta es que sí, entonces: ¡adelante! ¿Cómo vais a proceder? "Ahora se expone la ciencia del yoga". ¿Qué es esta exposición? ¿Cómo se puede crear un puente entre lo exterior y lo interior? ¿Cómo podéis llegar a entender los misterios de la vida aquí y más allá? ¿Cómo entender vuestra relación con el universo? ¿Cómo entender el propósito de la vida? Todo esto se va a explicar. Pero primero hay que entender la mente y sus modificaciones.

# Al Tener CONTROL Sobre la MENTE Y SUS MODIFICACIONES, Alcanzáis el Estado Más Elevado de Sabiduría, Samadhi.

El segundo Sutra nos explica la meta de toda la psicología Yoga. *"Yogash chitta vritti nirodhah"*. Este sutra tiene dos significados.. Los esfuerzos que hacéis para aplicar los métodos de Yoga enseñados por vuestro profesor os permiten "tener control sobre la mente y sus modificaciones, alcanzando el estado más elevado de sabiduría, Samadhi", éste es uno de los significados. Por otro lado, tener control sobre la mente y sus modificaciones se llama Yoga, éste es el segundo de los significados.

Centrémonos en la definición anterior. La palabra "Yoga" implica muchas connotaciones, pero aquí se refiere a "Samadhi". La palabra "Yoga" proviene de la raíz *"Yuj"* cuyo significado es "unir, juntar". Cuando *prana* y *apana* se unen, a esto se le llama Yoga. Cuando un alma individual se une al alma universal, cósmica, esto se llama Yoga. Cuando uno alcanza Samadhi, a esto también se le llama Yoga. La meta y el propósito del Yoga es alcanzar el más elevado de los estados: Samadhi. Patañjali no nos habla de ver a Dios. No nos habla de la existencia de Dios. Patañjali dice: "¡Oh hombre! Tienes que conocerte a todos lo niveles" Con ello quiere decir que primero tenéis que entenderos a vosotros mismos a todos los niveles y luego podréis entender al Ser de todos, al Ser Absoluto. A esto se le llama: la Verdad Absoluta.

El tema central de los Yoga Sutras es Samadhi, que en Sanskrito se llama, "*Samahitan*". Los Upanishads lo explican de una manera muy bella: "*Yada panchavathistanthe jnanani manasa saha Buddhischa na chestathi jhamahu paraman padam*". El estado más elevado de todos es este estado de quietud que no está nunca perturbado, ocurra lo que ocurra, en todas las situaciones de la vida. Es un estado de quietud en el cual la mente se equilibra y este estado de quietud conduce al ser humano a una cuarta dimensión, "*Turya*" o Samadhi, el estado supraconsciente. Vosotros, hoy por hoy, sólo os percatáis de tres estados, los estados de vigilia, de ensueño y de sueño. Todos los seres humanos conocen estos tres estados, pero sólo unos pocos afortunados, los grandes sabios o Yoguis que pisan el Camino interior conocen este cuarto estado: el estado de mayor quietud, Samadhi.

Samadhi está más allá de todas las alegrías. Éstas duran siempre un corto tiempo, luego de nuevo hay oscuridad y tristeza. En cambio Samadhi es constante. No hay en él ni tristeza, ni dolor, ni sufrimiento. Al alcanzar este estado, se entra en contacto con la fuente del Conocimiento y del Amor infinito que se encuentra en nuestro interior. Se entra en contacto con la biblioteca del Conocimiento intuitivo. El cuarto estado está libre de cualquier problema, ya sea mundano, espiritual o emocional. Todos los conflictos internos o externos quedan resueltos. No hay nada en el mundo que le pueda a uno distraer mientras disfruta de este estado.

Vuestra mente va siempre de *"Sankalpa a Vikalpa"*, discutiendo a favor de esto o en contra de aquello. Siempre rumiando algo. ¿Podéis imaginar un estado libre de preguntas y de argumentos? Cuando todos vuestros problemas estén resueltos, ¿en que idioma vais a pensar? Si vuestra mente alcanza un estado libre de todo conflicto, entonces, ¿cuál será la condición de vuestra mente? Si no hubiera ninguna pregunta en la mente, ¿cómo podría vuestra mente seguir con el proceso habitual de pensar? ¿En qué idioma pensaréis cuando no tengáis nada que pensar, cuando no tengáis ningún problema? ¿Qué es lo que vuestra mente hará entonces? La mente humana funciona siempre dentro de un cierto campo, por lo que deberíais ir más allá de esto, pues no encontraréis en el inconsciente nada que no hayáis visto antes. Vuestra mente funciona tan sólo dentro de la frontera del campo de lo que hayáis oído, visto, pensado o imaginado antes. Éste es el campo del mundo de los fenómenos. Patañjali nos dice que podemos cruzar este campo. La mente deambula dentro de sus propias fronteras, pero siempre puede ir más allá. No nos damos cuenta de esto, pero existe un medio de entrenar la mente y todas sus facultades, de forma que podamos llegar más allá. Hay muchos otros campos en los cuales la mente se libera de todas estas formas y permanece en un estado de alegría y felicidad. "Más allá", indica el campo transpersonal. El campo de vuestra mente personal es pequeño, cuando comprobéis que este campo no tiene la capacidad de ayudaros, necesitaréis alcanzar el campo transpersonal. Entonces descubriréis que recibís ayuda y que podéis seros útiles de una manera mejor. La autoconfianza es importante, pero también es esencial recibir la ayuda de la mente transpersonal. De esta manera atravesaréis el pantano del engaño y llegaréis al reino de la espiritualidad, el reino de la Luz, donde las penas y los sufrimientos no tienen acceso, y estaréis en un estado constante de alegría y bienaventuranza. Un ser humano puede lograr esto.

Son cinco los "vehículos" que la ciencia Yoga describe. Estos han sido descritos en detalle en el libro "*Yoga y psicoterapia*"[1]. El cuerpo físico es el vehículo más denso. El segundo es el cuerpo vital o envoltura pránica (la envoltura de prana o energía que se inhala y exhala con la respiración). El tercer vehículo es la envoltura mental. El cuarto es la envoltura de la sabiduría. Y el quinto es la envoltura de la bienaventuranza. La quinta envoltura es feliz porque está muy cerca del Centro de Consciencia, es el espejo del Centro de Consciencia.

Patañjali no empieza hablando del cuerpo, ni del aliento. Va directamente a la mente y a sus modificaciones. Aún si entrenáis vuestro cuerpo y ponéis en ello todos vuestros recursos no lograréis nunca conocer la Verdad. Empezad por aprender a conocer vuestra mente y a purificarla, de forma sistemática. El que entiende su mente, lo entiende todo. No tenéis que preocuparos por entender a Dios, ni tampoco por entender al Centro de Consciencia, pues ya está en vosotros aunque no lo creáis. Es vuestra mente la que hace la diferencia.

Patañjali afirma que hay algo que siempre está con nosotros, "el mono mental". Este mono se coloca siempre en medio, creando barreras. Un día os ayuda a entender algo y al día siguiente os confunde. En un momento pensáis que tenéis algo claro y media hora

[1] Swami Rama, Rudolfr Balletine M.D. Swami Ajaya Ph. D. "Yoga y psicoterapia". Honesdale Pennsylvania. Himalayan Institute Press. 1976

después la mente os susurra que no hay nada claro. A veces creéis que os estáis volviendo locos y otras pensáis que vais por el camino correcto. Éste es el mono mental, interponiéndose entre vosotros y la plena Realización. Es todo cuestión de la mente. *"Manaeva manushyanam karanam bandha moashayo"* es la mente que os crea una barrera, pero también es la misma mente la que os ayuda a alcanzar la liberación. No olvidéis que la mente es un obstáculo para el ignorante, pero la misma mente es un medio para el sabio. La mente que se considera a si misma como un obstáculo puede ser una gran herramienta si la conocéis.

Si ponéis cinco, seis, siete u ocho pantallas alrededor de una lámpara, la luz os parecerá muy tenue. Si quitáis las pantallas una a una, finalmente encontraréis la luz. La iluminación de la mente es exactamente como estas pantallas. Hay varios niveles de la mente en los cuales penetrar antes de alcanzar el reino del alma (la mente personal, la mente transpersonal, la mente interior, la mente colectiva y la mente cósmica). Cuando lleguéis al Centro de Consciencia, no encontraréis a la mente, pues allí tan sólo está la Consciencia misma. La Consciencia es diferente de la mente, ésta es un instrumento con diferentes funciones. ¿Sabéis cómo funciona vuestra mente y de dónde recibe poder y energía? No es otro que el poder llamado Consciencia el que da vida a la mente. La mente es el instrumento, la Consciencia es el poder. Hay un Centro de Consciencia más allá de la mente y se llama vuestra alma individual. El poder que la mente utiliza para pensar, escuchar, entender y juzgar proviene de la Consciencia. La mente tiene sus limitaciones. En el *"ishopanishad"* está escrito: *"Tadejati tannaijate taddure tadvantike tadhantarasya sarvasya tadu sarvasyasya bahyatah"*. ésta es una descripción de Atman, el alma. "No se mueve, sin embargo Atman corre más veloz que la mente". Ello significa: si Atman está en todas partes ¿hacia dónde podéis correr? La mente es tan sólo un instrumento que puede sondear una pequeña parte del poder del Alma o Centro de Consciencia. Como ya hemos visto, la mente recibe su energía del Centro de Consciencia. La Consciencia es una, pero hay muchos niveles de Consciencia, hay también varios niveles de Iluminación y a la vez varios niveles de ignorancia. Si lográis percataros de los niveles de ignorancia antes de iniciar el camino hacia la Iluminación, podréis fácilmente recorrer el Camino.

Quiero primero enseñaros cosas acerca de la mente, luego os hablaré del cuerpo y finalmente nos acercaremos al alma. La palabra latina "mens", mente, proviene del Sanskrito "Mana" y de este mismo concepto provienen también las palabras "humano" y "hombre". "¡Oh hombre! Eres un ente que piensa. No eres tan sólo un ente físico ni un ente que respira, como los animales. Eres también un ente que piensa. La capacidad de pensar no se encuentra en otros reinos, por eso te llamo humano".

Patañjali habla de forma directa de la mente y sus modificaciones. Primero habréis de daros cuenta de vuestra existencia como seres pensantes. Pensar está en la naturaleza del ser humano. Patañjali no nos habla de algo abstracto, va directamente al grano, al "Chitta", al ente que piensa. Chitta también se traduce como mente. Aquí, la mente no es lo que se considera en la psicología moderna, Patañjali se refiere a algo mucho más amplio. Nos habla de la totalidad de todo el funcionamiento mental. Chitta es el campo en el cual el resto de la mente funciona, todos los aspectos de Chitta son modificaciones.

Patañjali, en sus textos, nos habla de la necesidad de percatarnos de nuestra mente, tanto consciente como inconsciente, sus varios aspectos y funciones y todos sus *"vritti"* o modificaciones. Las cuales crean una pared entre vosotros mismos y la Realidad. La mente se pone en medio y crea muchos problemas, pero no debéis olvidar que la mente es vuestra y que vosotros no pertenecéis a vuestra mente. Podréis controlar vuestra mente, siempre y cuando la conozcáis. Controlar la mente no significa parar el proceso mental, sino utilizarla de la manera adecuada y conocer el método que os permita hacer uso de su fuerza.

Conocéis tan sólo una pequeña parte de vuestra mente, la parte consciente, la que utilizáis durante el estado de vigilia. Y aunque la mente consciente es muy importante, es tan sólo una pequeña parte de la totalidad de la mente. Por eso, la mayor parte del tiempo, no sois conscientes de lo que ocurre a vuestro alrededor y no sois conscientes de las tareas que estáis realizando. Lo que llamáis "mente consciente" no está bajo vuestro control, el entrenamiento que recibís en vuestras casas y colegios, el que os da vuestro sistema educativo, es un entrenamiento relativo al estado de vigilia, pero este estado no es toda vuestra vida. Tenéis un amplio depósito, una biblioteca infinita en vuestra mente, pero vuestro sistema educativo no os ayuda a tener acceso a ella. Por eso hay confusión.

Primero conviene intentar entender las limitaciones de la mente consciente, el estudio de la misma es muy interesante. La mente consciente o discursiva utiliza los cinco sentidos de cognición. La cognición tiene lugar gracias a la mente discursiva, pero incluso durante el estado de vigilia no estáis utilizando la mente consciente de forma correcta.

Cuando no sabéis utilizar vuestra mente consciente o discursiva, perdéis la capacidad de estar aquí y ahora, en el presente. Permanecéis en el pasado o en el futuro imaginario, no sabiendo cómo permanecer en el presente. Eso no es real, ya que el pasado se fue y el futuro no está. Y de esta manera no es posible disfrutar de la vida. Para vivir aquí y ahora tenéis primero que entender el funcionar de la mente consciente o discursiva, la cual constantemente recibe sensaciones del mundo exterior. No habéis explorado la mayor parte de vuestros estados mentales, una amplia parte de vuestra mente permanece desconocida y sin cultivar, ya que difícilmente alguien os enseña algo acerca de la parte inconsciente de vuestra mente. Cuando no estáis en estado de vigilia, entonces estáis en estado de ensoñación o en el de sueño. Cuando estáis en el estado de vigilia, desconocéis lo que ocurre en las partes de vuestra mente que se encuentran en el estado de ensueño o de sueño. Si esto es así en la vigilia, ¿qué ocurre en vuestro estado de sueño o ensueño? Os despertáis cuando estáis totalmente descansados o bien cuando estáis perturbados. Por lo tanto ¿quién os dice si habéis tenido bastante descanso, que habéis dormido suficiente y que debéis despertar? La mayoría de la gente no puede descansar voluntariamente, diciendo que va a dormir sólo media hora, pero hay una técnica que lo permite. ¿Conocéis esta técnica?, no. Tan sólo decíos a vosotros mismos que de dos a cuatro tenéis que dormir, ya que debéis trabajar. Si aprendéis los secretos del sueño, nada en el mundo os puede perturbar, por muchos tambores o ruidos que haya. Pero no tenéis control consciente sobre vuestro sueño. ¿Porqué no se os ha enseñado a tener los sueños que queráis?, ¿porqué no se os ha enseñado a dormir cuando queráis?, ¿cómo podríais entrenar esta parte de la mente que sueña y esta parte que duerme?, ¿qué es lo que dormir significa para vosotros?, ¿entendéis la anatomía del sueño?, ¿sabéis que hay un cuarto estado llamado *"turiya"*? Todas estas preguntas se suelen pasar por alto debido a la falta de instrumentos científicos para controlar, investigar y comprender. Desconocéis los medios para entrenar la totalidad de la mente y sus diferentes funciones. Una amplísima parte de la mente permanece enterrada en lo desconocido y por ello no habéis explorado la mayor parte de vuestros estados internos. Incluso si habéis explorado algunas zonas de la mente, no tenéis los medios para entenderlas. Tan sólo utilizáis la mente consciente y los sentidos. Incluso si conocierais el método, la mente consciente y los diez sentidos (cinco de acción y cinco de cognición) no serían suficientes para inspeccionar la totalidad de la mente. No podréis aprender la técnica de conocer la totalidad de la mente si os limitáis únicamente a los sentidos. Tenéis que ir a otra dimensión. La mente consciente no es el instrumento para conocer la totalidad de la mente. Es necesario un cambio en la mente inconsciente. Son las envolturas superficiales, cuerpo, sentidos y mente consciente lo único que conocéis. Por lo tanto si tan sólo conocéis vuestra ropa y no os conocéis a vosotros mismos. ¿Qué sentido tiene? Ignoráis vuestra verdadera entidad que está dentro: la parte inconsciente de vuestra mente y vuestra alma. Quien no se haya zambullido en su interior, está perdido en el exterior.

La falta de control mental da lugar a que veáis las cosas como suponéis que son y no como realmente son. Si lograseis despertar la totalidad de vuestra mente, entonces veríais las cosas tal como son. Es evidente que cuando conozcáis la totalidad de la mente, entonces la parte ahora conocida, la que utilizáis en vuestra vida diaria, se encontrará fácilmente bajo vuestro control. No debéis tan sólo intentar poner bajo vuestro control la mente consciente, la que utilizáis durante el estado de vigilia, sino también la otra parte de la mente, la que funciona sólo durante el estado de ensueño y también aquella parte que crea para vosotros un estado de profundo sueño. Podéis llegar a controlar la totalidad de vuestra mente y llegar a ser más dinámicos. El valor de las cosas cambia cuando las entendéis y para ello vuestro primer paso ha de ser verlas.

Si os sentáis frente a una ventana, veréis una pequeña parte del horizonte. Si salís a fuera, veréis un horizonte más amplio. Pero si os subís a la azotea de la casa lograréis ver el horizonte en toda su amplitud. Cuando entendáis la totalidad de vuestra mente, no tendréis ningún problema.

Cuando aprendáis a sondear los diferentes estados de la mente, uno tras otro, los estados de vigilia, ensueño y sueño, entonces podréis alcanzar el cuarto estado, el estado supraconsciente de vuestra mente. Podréis alcanzar este estado durante el estado de vigilia. De hecho el cuarto estado es una expansión de vuestra mente consciente. Así como la mente funciona en los niveles conscientes e inconscientes, también funciona en un nivel más alto llamado el nivel supraconsciente. Todos los seres humanos viven para llegar a este estado. Cada uno vive con la esperanza de alcanzar la felicidad, si no es hoy, entonces mañana y si no, el día después. Todos tenemos una misma y única meta: la felicidad. A veces la gente busca a nivel físico y consigue conocer algo de alegría, pero esto no dura mucho. *"Vishayananda"*, la alegría que se experimenta a nivel físico, es sólo momentánea. Ofrece la esperanza de que este pequeño momento de felicidad, se pueda expandir y que *"paramananda"*, la mayor bienaventuranza, la mayor de todas las alegrías, pueda ser real y se pueda alcanzar en esta encarnación. No es imposible. Cuando entendáis la necesidad primordial, el propósito de la vida, os percataréis de la Realidad. Intentad entender la autodisciplina y el conocimiento que se os está transmitiendo.

# Sois la Proyección de Aquello que Llamáis
## MENTE.

Patañjali alcanzó los reinos más profundos de su entidad y descubrió las varias funciones de su mente. Del mismo modo que tenemos cuatro miembros, dos brazos y dos piernas, nuestro *"antahkarana"*, nuestra mente, también tiene cuatro miembros. *"Anthah"* significa interior y *"karana"* significa aquello que funciona. Así exteriormente, sois la proyección de aquello que llamáis mente. El cuerpo entero está dentro de la mente, pero la mente entera no se encuentra dentro del cuerpo. Por lo tanto, el cuerpo seguirá a la mente, mientras que la mente no sigue al cuerpo. De la misma manera podemos decir que la mente no es una proyección del cuerpo, pero que el cuerpo sí es una proyección de la mente.

Vuestra mente tiene cuatro funciones o facultades, las cuales no son más que modificaciones: *"Ahamkara"* el ego, *"Manas"* la mente inferior, sensorial, objetiva o discursiva, *"Buddhi"* la inteligencia superior y *"Chitta"* el depósito inconsciente o almacén de impresiones y de emociones. Estas facultades os crean obstáculos y por eso buscáis la Luz en el mundo exterior. Éste no es el camino. Si no entendéis estas cuatro funciones de la mente, no podréis entender los estados más interiores. *"Manas"* se mantiene agitado, tratando de clasificar y de entender las cosas que pasan en el mundo exterior. *"Buddhi"* es aquello que discierne, valora y decide lo que hay que hacer y lo que no hay que hacer. *"Ahamakara"* se ocupa de entender y de darse cuenta de sí mismo de una forma limitada. En este contexto reducido, *"Chitta"*, el almacén de impresiones, representa el "inconsciente" de la psicología moderna occidental. Olas de pensamiento surgen del *Chitta* y llegan a la superficie en *Manas*, la mente discursiva sensorial. Todo esto tiene lugar en el taller llamado cuerpo. El ego es el gerente, no el dueño, de este activo taller y tiene muchos asistentes. Ese puesto de privilegio le hace confundirse y creerse el dueño de todo lo que regenta. Es por eso que se apodera de todo y utiliza todo el cuerpo.

La mente asume muchas formas, que hemos de descubrir y comprender. *Ahamkara*, o ego, es una de ellas. El ego crea grandes pantanos de engaño, haciéndonos olvidar la Realidad. Nos aleja de la totalidad, nos empequeñece, contrae nuestra personalidad. Es aquello que nos hace sentir individuo y no nos permite expandirnos hasta llegar al Ser Cósmico. Eso es nuestro ego, la barrera que se yergue entre nosotros y la Realidad. No quiere dejarnos conocer la Realidad, porque en verdad intenta sustituirla. Este intento de usurpación, de cambio de la universalidad por la individualidad, a veces nos hace creer que somos malos y pequeños. El ego hace un uso particular de todos los recursos humanos. Es por este mismo ego, que no os percatáis de lo Divino en vosotros y por eso no habéis alcanzado todavía otro estado de sabiduría.

Es muy importante entender el papel que juega *Manas* en vuestra vida. *Manas* hace uso de diez agencias, los *"indriyas"*, los diez sentidos, cinco son de acción y los otros cinco de cognición. La gran labor de *Manas* es la de importar y exportar la información, utilizando para ello los cinco *"Karmendrya"* (los sentidos de acción) y los cinco *"jyanendryas"* (los sentidos de cognición), de esta manera se relaciona con el exterior. Este gerente siempre se encuentra muy atareado dando trabajo a los diez mensajeros. Los cinco sentidos de acción son: las capacidades de hablar, manipular, andar, excretar y procrear. Mientras que los cinco sentidos de cognición son los canales que permiten a la mente fluir hacia los objetos del mundo exterior y saber de ellos. Estas capacidades son: ver, oír, tocar, oler y saborear. Estos últimos sentidos son más activos y rápidos. Lo podéis comprobar con el siguiente ejemplo. Si quisiera andar hacia vosotros tardaría más que si quisiera veros, porque entonces estáis aquí inmediatamente. Las Leyes de la naturaleza son maravillosas.

Cuando los sentidos entran en contacto con la materia, experimentáis uno de los tres tipos de sensaciones que existen, y que son: agradable, desagradable o ni agradable ni desagradable. Cuando vais de vuestra casa al trabajo veis árboles, esta sensación no os causa ni agrado ni desagrado. Cuando os encontráis con un amigo, le sonreís porque os agrada el encuentro. Si os encontráis con alguien que se suele portar negativamente con vosotros, esto os produce una sensación de desagrado. El contacto de los sentidos con los objetos del mundo trae una de estas tres clases de sensaciones.

Los sentidos son la mayor fuente de distracción para vuestra mente. En el momento mismo del despertar mañanero, vuestra mente consciente empieza a hacer uso de los sentidos. Parece como si fueran los sentidos los que contactaran con los objetos del mundo, pero es la mente la que establece ese contacto. Los diez sentidos dependen por completo de la mente, son sus siervos. En el momento en que vuestra mente se vuelve activa, los diez sentidos se ponen en marcha. Con la ayuda de los sentidos, Manas logra recibir sensaciones que procesa. Es así de sencillo: cuando veis algo, esto os afecta, en menor o mayor medida, pero os afecta. Lo mismo ocurre con el oído, el olfato, el gusto y el tacto. Constantemente estáis recibiendo sensaciones. Y éstas son filtradas por la mente consciente. Si os miro, vuestra imagen o impresión óptica es llevada a mi cerebro a través de mi nervio óptico, luego llega a mi mente consciente y finalmente a mi mente inconsciente donde se queda.

El cerebro no es la mente. El cerebro es el asiento de la mente. La mente es la electricidad, el cerebro es la bombilla y el sistema nervioso es la red de cables que conecta la bombilla. La mente funciona a través del sistema nervioso. Cuando entendáis esta relación, entonces podréis aprender a utilizar todo ello de forma coordinada.

Estas impresiones son transmitidas al cerebro por varios órganos sensoriales y luego quedan almacenadas en el Chitta, la parte inconsciente de la mente. La mente consciente da importancia o significado a las sensaciones que recibís, según vuestros intereses. Si me miráis pero vuestra mente se encuentra en otro sitio, no entenderéis lo que estoy diciendo. Ni tan siquiera sabréis cómo me muevo, aunque vuestros ojos estén abiertos y me miren. No entendéis, pero seguís grabando una sensación y las impresiones irán a vuestra mente inconsciente. Si dejara de miraros para dirigir mi vista a otra persona, cuando os mirase de nuevo ¿por qué podría recordaros? Recuerdo que os he visto antes porque la impresión de vuestra imagen ya está dentro de mi mente inconsciente. De inmediato, lo inconsciente surge en la mente consciente y dice: "He visto a esta persona antes". Así es como sabéis, y sabéis que sabéis, con la ayuda del amplio depósito que hay en vosotros, con la ayuda de la mente inconsciente.

Manas utiliza los sentidos para ir hacia los objetos del mundo. Es el importador y exportador, pero no tiene el poder para decidir qué importar o qué exportar. Por eso a Manas se le llama: la facultad dubitativa de la mente. Es una duda sin decisión. Cuando vais a iniciar una labor, segundos antes, Manas siempre pregunta: ¿lo hago o no lo hago? Por ello en Samskrito a Manas se le llama: "*sankalpa vikalpa atmakam mana*".

Manas no tiene poder de decisión, a veces intenta decidir, pero esperáis. Queréis ver, juzgar, entender. Por ejemplo, si os preguntáis, "¿me pongo a leer ahora o es demasiado tarde?" entonces llega el momento de decidir y surge otra pregunta, "¿y si hago otra cosa?". Podríais discutir así durante horas, porque siempre volvería a surgir otra pregunta. Sensaciones opuestas y pensamientos opuestos pueden llegar a atormentaros. Pero podéis llegar a controlar estas sensaciones que crean obstáculos en vuestra vida diaria.

Si aprendéis a controlar sankalpa y vikalpa, las sensaciones y pensamientos opuestos entonces dejarán de atormentaros. Vikalpa significa: falta de determinación. A veces creéis que queréis hacer algo, pero a la vez algo os hace pensar lo contrario. Estáis en constante conflicto, "¿lo hago o no lo hago?" Los conflictos surgen en vuestra mente porque no sabéis cómo decidir las cosas a tiempo. La naturaleza de

Manas es discutir y hacer preguntas, pero no tiene poder de discernir, de valorar, ni de decidir. Éstas son funciones de la facultad mental llamada *Buddhi*. Manas, la parte dubitativa de vuestra mente le presenta ambas posibilidades a Buddhi, la facultad mental con el poder de decisión.

Buddhi tiene el importantísimo puesto del consejero financiero. Buddhi controla a Manas. Él es el contable de la empresa, y ya se sabe que en las empresas quienes mandan son los que manejan el dinero, los financieros. Buddhi le dice a Manas: "no hagas esto, no puedes, no gastes demasiado, haz esto otro, es tu deber" Necesitáis entrenar Buddhi para que Manas pueda importar y exportar lo justo. Si vais más allá de vuestra capacidad, la empresa quebrará.

¿Está vuestro Buddhi, lo bastante preparado y agudizado para guiar a Manas? ¿Y Manas?, ¿está entrenado para escuchar lo que Buddhi le dice? Cuando Manas os presenta algo que hacer, primero tenéis que decidir si debéis hacerlo o no. Buddhi es el que discierne entre lo que hay que hacer o lo que no. Éste es un proceso continuo.

Algunas personas pueden decidir con exactitud, a base de recordar experiencias pasadas. Llegan pronto a una decisión y ésta es correcta. Otros tardan mucho en decidirse. Tienen miedo a decidir porque tienen miedo a equivocarse. Piensan "si no hago esto ¿qué va a pasar?, debería decidirme, pero no sé cómo" No escuchan la voz de su facultad de decidir, porque no creen en ella. Por desgracia esto ocurre muchas veces.

Algunas personas entrenan su mente tan sólo a argüir y no consiguen nunca llegar a una conclusión. No permiten que Buddhi les ayude. Pensar es fácil, todo el mundo parece que lo hace, lo difícil es tomar decisiones. La gente piensa mucho y como conclusión a sus pensamientos se preocupan mucho, pero al final no han decidido nada. Los que no han entrenado todas las funciones de su mente están completamente a merced de sus tendencias y no pueden decidir nada a tiempo. Cuando ocurre algo importante, tenéis que tomar una decisión de inmediato. Si no habéis entrenado a Buddhi, entonces no dejaréis de dudar acerca de cuál es la mejor de las mejores soluciones. Si tardáis días en decidir lo que necesitáis decidir hoy, perderéis el tren y os pesará después. Si aprendéis a decidir a tiempo nunca perderéis el tren de la vida.

Incluso si tenéis más conocimiento que muchas otras personas, fracasaréis si no aprendéis a tomar las decisiones necesarias a tiempo. Los intelectuales modernos tienen un serio problema. Agudizan su ingenio, pero no saben decidirse. No han entrenado Buddhi para que pueda discernir, valorar y decidir. El secreto está en estar atentos, en enfocar a Manas en un sólo punto. Cuando Buddhi está entrenado y desarrollado, entonces su poder de decisión evita los conflictos. Conflictos en el interior de uno mismo y en nuestra relación con el exterior, conflictos que son causa de sufrimientos. Sin la facultad de discernir, estaréis en un estado de conflicto permanente. El conflicto proviene de no haber tomado a tiempo la decisión correcta. La falta de decisión conlleva más conflicto y luego el conflicto trae problemas y sufrimientos. Aprended a reforzar vuestra facultad de decisión.

Todos los seres humanos tienen una tendencia innata a experimentar por su cuenta. Un niño a quién se le avisa que no se acerque al fuego, se acercará de todos modos, aunque ame a sus padres y quiera hacerles caso. Si no le dejan acercarse al fuego, lo hará cuando nadie le vigile y experimentará por sí mismo.

Cuando habláis de experiencia, muchas veces os engañáis. A lo largo del día tenéis muchas experiencias, pero son pocas en la vida las experiencias que sirven de guía. Tenéis muchas experiencias, pero todavía no tenéis confianza en vosotros mismos. ¿Por qué no tenéis la plena seguridad de que si hacéis ciertas cosas, os ayudarán? Esa falta de seguridad surge cuando la experiencia no proviene de la fuente correcta. Tenéis millones de experiencias en vuestra vida diaria, pero ¿cuántas de estas experiencias os ayudan en esa misma vida diaria? Una experiencia que no os sirva de guía no es realmente una experiencia correcta. No podéis repetir con seguridad una experiencia si no tenéis una voluntad dinámica.

¿Habéis pensado alguna vez: "voy a hacer esto y el resultado será aquello"? No, porque vuestra experiencia no proviene de la fuente correcta. ¿Habéis visto alguna vez a alguien beber un excelente vino en un vaso de plástico? y ¿la leche fluir de una alcantarilla? La Consciencia más pura y más elevada también necesita la canalización correcta. La experiencia correcta es la canalización adecuada para el conocimiento que utilizáis en la vida diaria, en vuestra relación con el mundo exterior. Si aprendéis a decidir las cosas a tiempo, entonces tendréis experiencia directa. Eso es lo que os guiará.

Tenéis la capacidad y el potencial para entrenar a Buddhi. Cuando empecéis a entrenarlo, no desperdiciaréis tiempo en juzgar, ni en preguntar cómo hacer las cosas. Tendréis claridad mental, claridad de intelecto. Buddhi tomará decisiones rápidamente y de forma correcta. Esto viene a ser como actuar con total habilidad. Cuando aprendáis eso, el siguiente paso será actuar sin egoísmo, es decir: dedicando los frutos de vuestras acciones a los demás. Así llegaréis a ser grandes yoguis en el mundo.

Si ahora os liberáis del sufrimiento que tenéis ¿cómo podréis estar seguros de que no sufriréis en el futuro? Patañjali nos dice que podemos impedir el sufrimiento en el futuro a base de entender el poder de Buddhi, la parte de la mente que discierne, valora y decide. Buddhi es esta facultad particular que os permite conocer algo. Cuando logréis despertar a Buddhi a base de entrenamiento, discernirá, valorará y decidirá. Entonces podréis alcanzar el Conocimiento de lo Real, diferenciándolo de lo que no lo es. *"Viveka"*, la Razón, es lo que surge cuando Buddhi ha sido entrenado.

La facultad de discernir os permitirá ordenar vuestra mente consciente, pero llegará un momento en que cumplida esta labor, no podrá seguir más allá y penetrar en la mente inconsciente. Es importante que comprendáis que el valor de Buddhi está en poner orden en todo aquello que llega de la mente inconsciente a la mente consciente, no en ordenar la mente inconsciente.

Hay muchos niveles de Chitta, el depósito de la parte inconsciente de vuestra mente. Como ya se ha dicho, la mente inconsciente es un almacén de todas las impresiones que habéis recibido. Así como un río no puede fluir sin un cauce, también existe un cauce para el fluir de los pensamientos. La mente inconsciente de hecho es parte de la mente consciente. No os confundáis, no se tienen sueños conscientes o inconscientes. Lo que llamáis "el inconsciente" no es más que una parte o nivel de la mente consciente.

Ahora os estaréis preguntando porqué si es una parte de la mente consciente, no os percatáis de ella. Si ni siquiera os podéis percatar de la mente consciente, ya que no la estudiáis ni la entrenáis, ¿cómo queréis conocer su parte más profunda e inconsciente? La mente se puede comparar a un enorme iceberg. La mayor parte del iceberg queda bajo el agua, mientras que tan sólo una pequeñísima parte del mismo se muestra al exterior. Intentáis analizar tan sólo la parte consciente de vuestra mente, esta pequeña parte visible, y no reconocéis la tremenda importancia que tiene la base del iceberg, la parte oculta que sustenta el bloque. Incluso si pudierais controlar la parte visible, la parte consciente, descubriríais que a veces surgen cosas de la parte no vista, del inconsciente y que os invaden. Entonces os decís: "Desconocía esto de mí mismo. Nunca hubiera pensado que pudiera actuar o sentir así".

Cuando Trabajéis sobre vosotros mismos, veréis a veces esta parte latente surgir de forma repentina. Esa es vuestra parte más sutil, la que en realidad forma vuestra personalidad. Cómo sois ahora es exactamente cómo sois en esta zona latente de la mente. Esta parte sutil se ha de purificar: daos cuenta de que es necesario que Trabajéis sobre vosotros mismos. Si no lo hacéis, sin saber porqué, inconscientemente, experimentaréis una depresión constante.

Si no lográis entender vuestro inconsciente, la vida será este misterio que invita a preguntas que ningún libro os puede contestar.

El funcionamiento de la mente inconsciente no ha sido todavía bien estudiado. Toda impresión o sensación queda archivada en la mente inconsciente.

Existen varios niveles donde las varias impresiones se almacenan. Y desde allí, desde el inconsciente, toda forma de pensamiento surge y brota en la parte consciente de una manera muy sutil. Sólo conocéis la última etapa del pensamiento, cuando aparece en la mente consciente.

Si aprendéis cómo desconectar la mente del contacto sensorial habitual, entonces no recibiréis nuevas sensaciones. Pero, ¿qué pasa con aquellas sensaciones que ya habéis almacenado en la mente inconsciente? Si tenéis una convicción a cerca de algo y recibís otra sensación que es más fuerte que la convicción previa, la impresión almacenada anteriormente se verá afectada por necesidad. De este modo torbellinos y corrientes subterráneas tienen continuamente lugar en el océano de la mente llamado inconsciente. No os dais cuenta de que muchas veces la mente inconsciente funciona de forma simultánea cuando estáis utilizando la mente consciente. Vuestra mente os ayuda y os protege de las sensaciones que crean emociones, y vuestra mente inconsciente está recibiendo algo en contra de lo cual estáis luchando mentalmente.

Las sugerencias inconscientes son mucho más fuertes que las sugerencias conscientes. Supongamos por un momento que tengo un buen amigo y alguien me habla mal de él muchas veces. Mi mente consciente no acepta lo que se me dice, porque conozco a mi mejor amigo. Pero más tarde o más temprano, mi mente inconsciente, que ha ido almacenando lo que la otra persona me iba diciendo, comienza a decirme que tal vez sea cierto lo que me cuenta y me entra la duda: ¿será posible?, ¿cómo no me he dado cuenta antes?

Aunque conscientemente no estéis de acuerdo y no queráis hacer caso de lo que se os dice, inconscientemente estáis recibiendo información que queda almacenada y que afecta necesariamente a las impresiones almacenadas anteriormente. Un buen ejemplo es el mito del fantasma: si alguien os dice que hay un fantasma debajo de un árbol, no le haréis caso. Vuestra mente consciente, científica y racional, no lo acepta. Pero si de noche, durante un paseo, os encontráis debajo de ese mismo árbol, probablemente recordaréis lo que os comentaron por la mañana. Esto ocurre porque, de forma inconsciente, habéis aceptado la sugerencia. Cuando discutís con alguien, aunque os aferréis a vuestro punto de vista, lo que la otra persona diga afecta a vuestro inconsciente, porque esta parte de la mente recibe incluso aquello con lo cual vuestra mente consciente discrepa.

A la muerte de mis padres una mujer se ocupó de mí porque era un niño chico. No me podía controlar porque yo era un niño muy inquieto. Buscando la manera de poder controlarme, un día me dijo: "mira, si vas allí, verás un fantasma malo que te cogerá" Nunca la creí porque sabía que su única intención era la de controlarme, pero tenía muchísimas ganas de ver al fantasma, sólo por curiosidad. No tenía miedo porque no la creía. Toda la gente que me rodeaba se portaba muy bien conmigo y nadie se llamaba "fantasma". Conscientemente no

acepté su sugerencia, pero sí inconscientemente. Incluso hoy, cuando visito este
lugar, me acuerdo de la historia del
fantasma. No la he olvidado.

# NIRODHAH Significa Cultivar, Coordinar Todos los Aspectos de Vuestra Mente

Cuando entendáis la naturaleza de vuestra mente y sus modificaciones, entonces podréis intentar entender el modo en que se puede regular la mente y tener control sobre ella. Vuestra mente es como un lago. Todos los *"vrittis"*, o modificaciones, son olas en el lago de vuestra mente. No podéis saber lo que está en el inconsciente porque la mente consciente está muy agitada. Mientras haya temporal en el lago de la mente, no podréis ver lo que hay escondido al fondo. Si no podéis tan siquiera calmar la parte consciente, ¿cómo podréis saber acerca de la parte inconsciente?, ¿cómo podréis zambulliros en su profundidad?

El sutra dice: *"yogash chitta vritti nirodhah"*. A causa de la confusión lingüística, muchos escritores han traducido la palabra *"nirodhah"* por supresión, represión o restringimiento. Supresión no es la palabra correcta. ¿Qué significa supresión?, ¿su intención a la hora de traducir era la de anular Manas, que Buddhi no funcione, ni el ego, ni Chitta? La supresión trae siempre sufrimiento y si confundís control con supresión y actuáis según esa palabra, el sufrimiento será el camino por el que dirigiréis vuestra vida. La represión y la supresión son acciones muy peligrosas para la vida mental. Cualquier cosa que intentéis suprimir se mostrará en vuestros sueños y en vuestra vida.

¿Cómo podría Patañjali querer decir que deberíais suprimir vuestra mente y sus modificaciones? Muy al contrario, Patañjali os dice que debéis cultivar vuestra mente para que esté en un estado de perfecto equilibrio. Tal es el sentido verdadero de la frase. Nirodhah, muy al contrario de su mala interpretación, no significa supresión, sino control. Cuando controláis algo, eso significa que sois el dueño de ese algo, pero si suprimís algo entonces perdéis el control del mismo y no podéis evitar que surja de nuevo, y hasta puede que se muestre con mayor fuerza. Entonces será ese algo el que os controle a vosotros. Controlar vuestra mente no quiere decir que no deberíais pensar. Intentar parar el pensamiento no es el método del yoga. Controlar es lo que el yoga os enseña. Controlar significa saber hacer uso de una facultad particular, teniendo el mando consciente de los poderes interiores. Controlar significa: "Canalizar, regular, orientar, reforzar y utilizar correctamente". La mente debería estar controlada exactamente como un jinete controla su caballo, no dejando que se desboque. Poder llegar a pensar del modo en que de verdad deseáis pensar, eso es controlar vuestra mente.

Nirodhah significa coordinar todos los aspectos de vuestra mente, cultivarla de tal modo que alcance un estado de equilibrio y de quietud, con el fin de que esté suficientemente bien preparada para alcanzar el estado más elevado de sabiduría: Samadhi. Esto es el Yoga.

Una mente que está en un estado de equilibrio está preparada para Samadhi. Tan sólo podéis llegar a Samadhi después de haber alcanzado nirodhah.

Yoga significa control. Es a base de ganar control sobre la mente y sus modificaciones como llegaréis a ser auténticos yoguis. Aprended a controlar vuestra mente desde dentro. Si intentaseis suprimir vuestros pensamientos, y vuestros sentimientos, enfermaríais. La cuestión es llegar a tener control sobre vuestra mente, vuestros actos, vuestro habla, vuestras emociones y deseos, con la ayuda de ciertas prácticas que Patañjali expone.

No estáis desarrollando nirodhah porque carecéis de *"sankalpa shakti"*, la determinación. Para poder hacer uso de la cualidad más sutil de la mente, hace falta coordinar las diferentes facultades de la mente. Carecéis de nirodhah porque no habéis establecido coordinación entre Chitta, Manas, Buddhi y Ahamkara. Tenéis que entender y controlar todos los aspectos de la mente.

Aquellas tendencias que son las características de la mente discursiva han de ser las primeras en controlarse. Por ejemplo: alguien quiere algo, pero no tiene medios suficientes para conseguirlo, entonces intenta robarlo. Buddhi le dice que no es correcto, pero Ahamkara le motiva: "venga, cógelo. Total, nadie te va a ver". A menos que Buddhi sea fuerte, y para ello tiene que estar entrenado, no podrá guiar a Manas. Por eso hacéis cosas que sabéis que sería mejor no hacer. Manas tiene el hábito de unirse al ego y de motivaros. Manas controla vuestros sentidos; desde que os despertáis por la mañana podéis notar la falta de coordinación. Hay que establecer esta coordinación entre Manas y Buddhi. Intentad entender lo que esta coordinación significa.

Os voy a decir algo que mi propio Maestro me respondió. Le dije: "Si quiero algo o estoy motivado para hacer algo, ¿cómo puedo practicar control?". Me miró y dijo: "Es muy fácil. He aquí un pañuelo que deseas tener. Dile a tu mente que lo tenga, pero no muevas tu cuerpo. Dile: "bien mente, lo puedes tener, pero no permitiré que mis manos se muevan". La mente tan sólo conoce la alegría que proviene de coger el pañuelo. ¿Has intentado alguna vez entender cuanta alegría se deriva de no coger este pañuelo? Esto no lo sabes. No sabes cuánta alegría surge de no hacer algo que deseas hacer. Pruébalo".

Vuestra mente os dice: "cógelo, es estupendo, es precioso, estimula los sentidos". Vuestro cuerpo no es vuestra mente. Si no podéis controlar vuestra mente, seguro que podéis controlar vuestro cuerpo. Probad a decir: "Bien, mente, lo puedes querer. Pero yo no"

Si no hay cooperación entre Manas y sus agentes, los sentidos, entonces no se coge lo que la mente quiere coger. ¿Qué ocurrirá con este pensamiento que no se llevó a efecto? El pensamiento se desvanecerá, pero puede que algún día vuelva, pues sigue estando en el sótano de vuestra memoria como una impresión. Pero esta impresión ya no es la misma, esta vez no se le ha hecho caso. Nunca más será la misma. Cuando os vuelva a motivar a hacer lo mismo, vosotros repetiréis el proceso de control. Esto es disciplina en acción. Estáis disciplinando las acciones que lleváis a cabo con los miembros de vuestro cuerpo, y lo podéis comprobar ya que los podéis ver. Podéis ver vuestras manos y las podéis controlar. En este caso estáis disciplinando vuestro cuerpo y no vuestra mente. Una y otra vez la mente dirá: "cógelo, es estupendo, lo vas a disfrutar". El cuerpo dirá: "no". Así entrenáis vuestro cuerpo. Y a base de entrenar los "indriyas", los sentidos, podéis ayudar a Manas. A base de entrenar a Manas, podéis ayudar a los *indriyas* porque están subordinados a Manas.

A Rama Tirtha, un gran sabio, le encantaban las manzanas. En cuanto veía una buena manzana, la boca se le hacía agua. Esto se convirtió en una obsesión para él y solía pensar en las manzanas demasiado tiempo. Incluso si tenía hambre, sólo comía si había manzanas. Su apetito le venía con las manzanas, primero veía la manzana y luego le entraba el hambre.

Analizó esto y un día dijo: "Bueno, mi querida manzana, voy a arreglar nuestra relación". Cogió una manzana, la limpió, la cortó, la puso en un plato y la adornó. Pero no se la comió. Después de unos días, su obsesión se había ido.

Cuando empecéis a disciplinaros, descubriréis una gran alegría, una gran fuerza interior. La auto-disciplina no significa no hacer algo. Esa no es la cuestión, se trata de hacer lo que en verdad se quiere hacer. Hay cuatro cosas que necesitáis saber cuando os pongáis a disciplinaros: qué hacer, cuándo, cómo y dónde. Para las cuatro, Buddhi ha de discernir y os aconsejará si le preguntáis. Todo lo que hagáis bajo el consejo de Buddhi no será nunca un problema. Buddhi fortalecerá vuestra habilidad y os dirá dónde y cómo hacer las cosas. Cuando no soléis consultarle o no hacéis caso de lo que trata de deciros, perdéis fuerza de voluntad.

Por muy civilizados que presumamos ser, los seres humanos todavía somos animales. Si durante tres meses desapareciese la policía y el ejército en todos los países del mundo, habría un gigantesco caos en todas partes. La policía es el guardián de la ley. El gobierno ha de imponer disciplina porque los ciudadanos no son disciplinados. Patañjali dice que cuando aprendáis a disciplinaros, y cuando aprendáis a vivir con vosotros mismos, entonces aprenderéis a vivir con los demás.

Los que tienen miedo a ser disciplinados o los que tienen miedo a seguir una disciplina, no pueden esperar mucho de sí mismos. Si formáis el hábito de querer hacer algo, pero no sois capaces de hacerlo, no tendréis ninguna fuerza de voluntad. El primer paso es decir: "quiero hacerlo", el siguiente paso: "puedo hacerlo, tengo que hacerlo pase lo que pase y lo haré". Esto es tener fuerza de voluntad. Si queréis hacer algo, hacedlo. Dejad de hacer o de pensar otra cosa. Esto creará una voluntad dinámica y podréis hacer cosas maravillosas. Vuestra voluntad está mezclada con vuestros deseos, caprichos y necesidades. Hay muchos encantos y tentaciones que surgen e intentan controlar vuestra vida. Si os convertís en víctimas de estos encantos es porque vuestro poder de voluntad es débil. Cuanto más débil sea, más veces sois esclavos de vuestros deseos. Luego estáis descontentos y os condenáis. Si observáis vuestros procesos mentales, veréis que todos vuestros deseos están dirigidos por motivaciones. Sin poder de voluntad fracasaréis en la vida. Si queréis hacer algo y enfocáis vuestra mente en ello, lo podéis hacer. Si vuestra mente está disipada, entonces no podéis hacer lo que queréis. Aprended a construir vuestro poder de voluntad. ¿Qué es este poder de voluntad? Es *"sankalpa shakti"*. ¿Cómo podéis construirlo?, ¿cómo alcanzar la sabiduría para que vuestra vida sea un éxito dentro y fuera? Patañjali dice: *"yogash chitta vritti nirodhah"*

Cuanto más se enfoque y concentre vuestra mente, más dinámica será vuestra voluntad. Hay algunas cosas para las cuales sois muy hábiles y otras para las que no, porque vuestro poder de voluntad no fluye correctamente. Vuestra mente no se enfoca como podría enfocarse, porque no habéis entrenado vuestra voluntad. Lo que hay que evitar hacer es ponerse una meta de forma impulsiva y luego desilusionarse. Primero determinad bien vuestra meta y decidid lograrla. Dejad que vuestra meta os motive.

Cuando Mahoma estuvo preparado, la montaña fue hacia él. Eso también os puede pasar si vuestra meta está clara. Enfocad vuestra mente y dejad que su objetivo os llegue. Cuanto más enfocada esté vuestra mente, más potente será vuestra fuerza de voluntad.

No entendéis lo que "poder de voluntad" significa. Tan sólo lo veis cuando se os quita algo, cuando alguna adversidad u obstáculo surge en vuestro camino, porque sólo entonces es cuando vuestra mente se enfoca. Cuando la mente está plenamente concentrada, crea poder de voluntad. Cuanto más disipada sea la mente, más débil es el poder de voluntad.

Es conveniente que tengáis un poder de voluntad dinámico para sosteneros cada vez que tenéis problemas. La ventaja de reforzar la voluntad es que os permite afrontar mejor las dificultades de la vida.

Este refuerzo vendrá cuando sepáis aclarar el estado disipado de vuestra mente. Lo que disipa vuestra mente son los sentidos. Cuando podáis controlar vuestra mente discursiva y la hayáis entrenado a permanecer enfocada en algo, entonces tendréis poder de voluntad. Y, cuanto más poder de voluntad tengáis, más dinámica será vuestra personalidad.

Al controlar así la mente os percataréis de vuestra capacidad. Podréis hacer cosas que están más allá de vuestros límites habituales. Empezaréis a entender lo que antes no entendíais. Vuestra memoria aumentará. Dejaréis hábitos. Podréis dirigir vuestra mente hacia donde queráis. El mundo se preocupa mucho de hacer o no hacer, pero no de "cómo" hacer. El día en que sepáis cómo hacer algo, entonces todo aquello que considerabais imposible se convertirá en capacidad de crear.

El poder de voluntad no es una facultad aislada. Significa perfecta coordinación entre los diferentes aspectos y facultades de vuestra mente. Patañjali os dice que debéis aprender a controlar todas las modificaciones de vuestra mente para que todos los aspectos de vuestra entidad interior se coordinen entre sí. Si alguien quiere hacer algo, y lo hace con plena atención, esto es poder de voluntad. Si al contrario, esta persona no quiere hacer algo, nadie la puede obligar a hacerlo. Si hacéis algo sin querer realmente hacerlo, esto os produce tensión. La tensión os puede producir enfermedades. Cuando deis atención a vuestros deberes, no crearéis ni tensión, ni problemas emocionales. Lo que causa la tensión es la falta de atención. Si no queréis hacer algo o no tenéis ningún interés en ello, entonces no lo hagáis. Si lo hicierais estaríais debilitando vuestro poder de voluntad.

El mundo exterior puede convertirse en un desastre si no sabéis vivir. Si analizáis la situación, estaréis de acuerdo conmigo. Por ejemplo: habéis creado una situación en la cual convivís con alguien con quien ya no queréis vivir. O habéis comprado una casa, pero ahora ya no queréis vivir en ella. O vuestra educación os ha hecho estar preparados para algo que no es útil. O tenéis un trabajo que no os gusta hacer. De este modo cada día estáis en situaciones que no son realmente sanas para vosotros porque crean conflictos y sufrimiento en vuestra mente, y hay mucha tensión en vuestra vida diaria. La tensión no es posible sin conflicto. El trabajo por duro que sea, de por sí nunca crea tensión. Mucha gente se queja de trabajar demasiado. Pero nadie sufre por trabajar mucho. Donde hay conflicto, hay dolor. El conflicto es el padre de todos los sufrimientos.

Pensáis que estáis obligados a cumplir con vuestros deberes. A menudo decís: "mis circunstancias me fuerzan a cumplir con mis deberes, estoy controlado por ellos". Sois esclavos de vuestros sentidos, caprichos y hábitos. Os habéis olvidado de que vuestros deberes son de vuestra propia creación, si embargo pensáis que sois su víctima. Siempre os decís: "es mi deber, tengo que hacerlo". Os ponéis muy serios cuando habláis de vuestros deberes hacia vuestra pareja, vuestros hijos o vuestros padres. De este modo el deber conlleva tensiones, estrés y caos. Si constantemente estáis haciendo algo que no queréis hacer, estáis creando tensión y luego enfermedad.

¿Cuál es la solución? ¿No deberíais dejar vuestros deberes plantados y correr a los Himalayas detrás de un gurú, como si os fuerais de caza tras algo imposible? No podéis vivir en el mundo, felices y en paz, sin cumplir con vuestros deberes, así que la solución es cumplir con ellos con amor. No hagáis nada sin dar atención. Cread interés por lo que estáis haciendo. Si aprendéis a hacer esto, entonces los hábitos inconscientes dejarán de mandar en vosotros. Cuando hacéis algo de forma inconsciente, ello significa que estáis bajo el control de los hábitos inconscientes. Dad atención todo el tiempo, todo el día, a lo que sea que estéis haciendo. A base de dar atención al mundo exterior estáis poco a poco entrenando vuestra mente. Cuanto más atención dais, más conscientes os volvéis. Si estáis dando atención a algo que no deberíais querer hacer, no os gustará hacerlo y no lo haréis. Si por el contrario dais atención a algo que no queréis hacer, tendréis interés en hacerlo, disfrutaréis de hacerlo y no os producirá tensión. En el mundo hacéis muchas cosas en nombre del disfrute, pero de hecho no lo disfrutáis. Lo disfrutaréis tan sólo cuando sepáis la actitud que debéis tener hacia los objetos del mundo. Sed conscientes de ello, si no sois conscientes de la riqueza que tenéis, del potencial que atesoráis, de las cosas de las que podéis disfrutar, entonces no sirven de nada. Tenéis que ser plenamente conscientes, es decir: atentos, para poder disfrutar. Para experimentar incluso el más mínimo disfrute en este mundo, necesitáis una mente enfocada. Cuando la mente está pensando en otra cosa, no hay disfrute. Está en la naturaleza de la mente no poder atender más que a una cosa a la vez. Lo que sea que hagáis, vuestra mente ha de estar en ello. Esto es el disfrute.

Decidid cada mañana vigilar más vuestras actuaciones. A veces no queréis hacer algo, sin embargo acabáis haciéndolo a causa de hábitos arraigados, aunque sabéis que no es lo correcto. Muchas veces os forzáis en hacer cosas que no queréis hacer, si seguís así, entonces vuestra mente dejará de acompañar los movimientos de vuestro cuerpo. Si la mente se mueve, el cuerpo también se mueve, pero si el cuerpo se mueve, no es necesario que la mente haga lo mismo. Hay una palabra en sanskrito, *"aptha"*, que significa que vuestro habla y vuestros actos son conformes a vuestro modo de pensar. En tiempos antiguos, a todo el mundo se le llamaba *aptha*. Ahora *aptha* ha degenerado en *"aap"*. En la India utilizamos la palabra *aap* para todo el mundo por reverencia, pero nadie es realmente *aptha*, debido a la falta de disciplina.

Muchos maridos y mujeres fingen en sus relaciones amorosas. Tal vez no tengáis ganas de hablar, ni de reír, pero si el otro lo desea lo haréis. A veces queréis estar en quietud, no es necesario parecer chistoso todo el tiempo. Si alguien tiene la expectativa de que os riáis y no os apetece, no lo hagáis. A base de fingir todo el tiempo, creáis una doble personalidad. Cuando vuestra conducta es diferente de vuestro modo de pensar, ello crea enfermedad. Un ochenta o un noventa por ciento de las enfermedades provienen de esto. Estáis haciendo algo, pero vuestra mente no está enfocada en ello, por falta de un entrenamiento correcto. Aunque estáis aquí, vuestra mente está en otra parte. Podéis comprobarlo de la forma siguiente: dónde sea que vayáis, encontraréis que vuestra mente no está. Así estáis forzando vuestro cuerpo a moverse, en contra de vuestra voluntad. Esto es así, porque no habéis entendido la relación cuerpo-mente. Recordad siempre que la totalidad de la mente no está en el cuerpo, pero la totalidad del cuerpo sí está en la mente. La mente no se queda sólo dentro de las limitaciones de vuestras necesidades físicas. Es por eso mismo que un ser humano nunca se sentirá satisfecho cuando sus necesidades físicas estén cubiertas.

Los seres humanos disponen de unas enormes capacidades. Tenéis todos los poderes. Estáis plenamente equipados de esos potenciales por los que suspiráis. Si aprendéis a entender estos potenciales y a saber cómo aplicarlos, tendréis pleno éxito. Evidentemente, el primer paso es que os percatéis de la existencia de esos potenciales en vosotros. Ahora sólo conocéis la parte superficial de la mente, la que habéis pulido con el paso de los años. Os falta confianza en vosotros mismos, y contáis a los demás lo buenos que sois. No queréis que nadie sepa lo malos que creéis ser y cuando os topáis con algo negativo en vosotros, os desilusionáis y dejáis de confiar en vuestros potenciales. Percataos de que tenéis la capacidad de controlar, de tener mando sobre las modificaciones de vuestra mente. Si no estáis en contacto con vuestros potenciales, no podéis tener esta fe que se basa en la razón y en los hechos, esta fe y convicción que han pasado por el proceso de valoración de Buddhi. Cuando esta convicción es fuerte, ya no se puede dudar de ella.

¿Cómo podréis entrar en contacto con los potenciales que tenéis? Tan sólo mirad cuan potente es vuestra mente, cómo controla vuestra vida. Tenéis que daros cuenta de que el poder de auto-condenación que os entristece y os desilusiona, es también parte del poder de la mente. ¿Cómo os condenáis? Cuantas veces os decís: "¡qué malo soy!, ¡qué sucio soy!, ¡qué inútil soy! ¡Soy tan insignificante!, ¡no soy fuerte! No tengo bastante dinero". Son estas palabras y su repetición lo que os empequeñece, no lo que en realidad sois.

Aquello que os distrae es el poder negativo de la mente. Constantemente necesitáis que alguien os diga lo estupendos que sois, porque no sois conscientes de ello. Es bueno reconocer el poder negativo de la mente y cuánto os atormenta. Discutís con vuestros pensamientos, y siempre un lado os protege y el otro os ataca. Al ocurrir esto todo el día, vuestro sistema nervioso se altera. Una parte de vuestra mente se vuelve muy defensiva, mientras que la otra os ataca de forma negativa. A eso lo llamáis "intelectualismo". Os dividís en dos partes. Os identificáis con vuestros pensamientos negativos y creáis el infierno dentro de vosotros. La parte de la mente que os atormenta es muy potente. Pero no sois eso, no sois vuestra mente. Esto es lo que Patañjali intenta explicaros. Toda vuestra personalidad, toda vuestra vida, no es la mente. Así que no sigáis los pasos de esta mente que se ha reforzado negativamente y que, tal como funciona, así traza vuestro camino.

La mente es vuestro instrumento y tenéis el poder de controlar todas sus modificaciones. Cuando eso esté hecho, entonces, el Centro de Consciencia quedará revelado.

Os interesa la Liberación, sin entender el poder de vuestra mente. Tenéis que daros cuenta de este poder y de lo negativo que puede llegar a ser. Es el mismo poder que se encuentra en los niños que son muy destructivos. Los regañáis y pegáis porque os molestan y aún así no podéis con su energía. No sabéis qué hacer con ellos y la única solución aparente es el castigo y el reproche. Pero este mismo poder lo podéis orientar hacia la creatividad y entonces sí que será un gran poder. El poder de la mente tiene dos aspectos: uno destructivo y otro creativo. El poder destructivo es todo condena y queja: "soy malo, soy horrible, nadie me quiere". Siempre queréis que alguien os ayude a apreciaros porque no sois conscientes de quien Sois. Estáis ciegos a la Realidad.

No queréis ver la Realidad porque tenéis miedo y porque os habéis condenado.

Los pensamientos negativos, descontrolados o pasivos, son dañinos. El pensamiento juega un gran papel en las enfermedades. Hay muchas enfermedades que no tienen curación porque las estáis creando desde dentro. Este es el caso de la mayoría de las enfermedades psicosomáticas. Os creáis problemas y estos crean enfermedades. La fuente de todas las enfermedades tiene un nombre: conflicto, ya sea interno o externo. En las enfermedades psicosomáticas, los cambios en las reacciones fisiológicas y biológicas ocurren a causa de vuestros pensamientos y emociones. Si tenéis muchos conflictos interiores, estos conflictos continuamente atacan vuestro sistema nervioso y sufrís. Si queréis entender vuestra mente, tenéis que entender vuestros pensamientos. Son ellos la base de vuestras emociones. Vuestra forma de pensar es responsable de la creación de enfermedades. Fijaos en el mecanismo: un pensamiento se hace visible en vuestra mente, afecta a la misma desde el momento que se hace notar y tal como llegó, se va. Ya un simple pensamiento ha afectado a vuestra mente. Si éste es negativo, os deprime; si por el contrario es positivo, os inspira. Si le dais vueltas empezáis a identificaros con él, y de esta manera olvidáis vuestra Realidad, os olvidáis de Vosotros Mismos. Pero podéis liberaros de esta negatividad. Os conviene controlar vuestros procesos mentales, a base de no permitir que vuestros pensamientos sean negativos. Poco a poco podéis intentar entender los puntos positivos que tenéis y despertar la positividad en vosotros. Es entonces cuando os daréis cuenta de lo estúpido que resulta estar controlados por formas negativas de pensar que vosotros mismos habéis creado.

Una vez que entendáis el funcionamiento interior de vuestra mente, llegaréis a descubrir que continuamente estáis creando esos problemas que ahora pensáis que os vienen dados. Pero también entenderéis que podéis sanar. Si entendéis el funcionamiento de la mente, sabréis que las enfermedades psicosomáticas se pueden curar fácilmente. Hay muchos agentes sanadores dentro del ser humano. El poder de voluntad es uno de esos medios de curación. Si vuestra mente es sana os protegerá de muchas enfermedades. Hay ciertos desórdenes como las infecciones y las enfermedades víricas, por las cuales necesitáis tratamiento médico; pero incluso en estos casos, una mente sana os ayudará. Algunas personas se reponen rápidamente porque su mente está sana, otros tardan muchísimo.

La psicología moderna ya es consciente del poder negativo de la mente, eso es bueno. Pero desconoce la forma de despertar el poder positivo de la misma. El día en que la gente moderna llegue a conocer el método de despertar el poder positivo de la mente, descubrirá que la mente puede ser utilizada también para curar. He ayudado en diversos estudios e investigaciones médicas y he demostrado que puedo crear un tumor en mi cuerpo con tan sólo dar fuerza a pensamientos negativos. Esto demuestra cómo una mente negativa puede crear inmediatamente problemas en el cuerpo. Cuando empecé a pensar de forma positiva, el tumor comenzó a desaparecer hasta su total eliminación[2]. Cualquiera puede entender los dos lados de la mente. Si os entrenáis, estaréis libres de muchas enfermedades.

[2] Ver apendice A: Tumores

No os condenéis, no penséis que no podéis progresar o ayudaros. El poder es uno y el mismo para todos. ¿Cómo puede el poder negativo ser modificado y transformado en poder positivo? El poder que utilizáis para condenaros, para pensar negativamente, es el mismo poder con el que podríais amaros, que podríais utilizar para pensar positivamente. Este mismo poder puede transformar vuestra personalidad, si lo utilizáis positivamente. Podéis llegar a ser lo que os propongáis llegar a ser. No penséis que sois demasiado débiles y que no tenéis poder. Tenéis el poder de llegar a ser Divinos, porque ya lo sois en Esencia.

En la historia de la India hay un sabio llamado Valmiki. Fue como San Pablo: era uno de los mayores criminales y se convirtió un uno de los mayores sabios. Solía robar a la gente, especialmente a los Swamis. Su deseo era robar a los Swamis porque pensaba que eran una carga para la población y para él mismo. Cuando sea que veía un grupo de Swamis, los robaba y los mataba. ¿Por qué hacía esto? Era un hombre de mucha fuerza. Descubrió que a base de robar podía fácilmente cumplir con su responsabilidad personal: cuidar de su mujer y de sus hijos. Un día, cuando se disponía a robar a un grupo de Swamis, se encontró con un sabio. Éste le dijo: "Espera un momento, no me voy a oponer a ti. Sólo quiero hacerte una pregunta. ¿Sabes quién será el responsable de tu Karma, por tus acciones? Haces esto por tu familia, tienes que cumplir con tu deber de padre de familia. Pero ¿les has preguntado a ellos si quieren compartir la responsabilidad de tus acciones?"

El dijo: "Mi mujer me ama. Ella se hará responsable. Mis hijos también me quieren muchísimo".

El viejo Swami le miró y lentamente le contestó: "Pregúntales si quieren ser responsables de tu Karma. Ve a preguntárselo. Te prometo que no nos moveremos, esperaremos tu regreso."

Valmiki se marchó a su casa en busca de su mujer y sus hijos. Encontró a su mujer y le dijo: "Robo a la gente y los mato para traer dinero a casa, ¿quieres compartir conmigo las consecuencias? Su respuesta fue rápida: "Eres tonto, ¿por qué habría de compartirlas contigo?".

Un poco confuso, Valmiki fue en busca de sus hijos y les preguntó: "Estoy cometiendo crímenes por vosotros. ¿Queréis cosechar los frutos de mis acciones?". Ellos le contestaron: "No. Eres nuestro padre y te queremos, si tú crees que tienes que hacerlo, hazlo, cumple con tu deber. Pero las acciones las ejecutas tú, no nosotros. Tú eres el único responsable de ellas."

Volvió adonde había dejado al grupo de Swamis y les contó lo sucedido. La respuesta del sabio fue: "Ahora, entiende que eres responsable de los frutos de tus acciones, los demás no. Estás cometiendo crímenes para alimentar a tus hijos y agradar a tu mujer. Esto no te redime de tus actos" En ese momento Valmiki fue consciente de las

Realidad. Después de esto, el mismo Valmiki
llegó a ser un gran sabio.

Conviene que aceptéis la responsabilidad que
tenéis hacia la gente, pero debéis discernir y entender
vuestros actos. ¿Os serán útiles o no? Hay muchos
ejemplos como el de Valmiki, ejemplos de
transformación de la personalidad. La transformación
total es posible, igual que en el camino de Damasco,
la personalidad de Saúl se transformó. Cuando
entendáis y os percatéis de la Realidad interior,
vuestra personalidad se irá transformando.

Tenéis que entender vuestra mente bien y en su
totalidad. Tenéis que conoceros a vosotros mismos
tanto interior como exteriormente. Es muy fácil
conoceros, siempre y cuando lo queráis de veras. En
realidad estáis intentando escapar. Tenéis miedo de
conoceros. Desde la niñez estáis entrenados para ver
y examinar las cosas del mundo exterior. Nadie os
enseña a mirar hacia dentro, a descubrir y encontrar
dentro de vosotros. Sois unos extraños para vosotros
mismos, y en consecuencia los demás son también
extraños para vosotros.

Dos extraños se hacen promesas mutuamente,
sonríen, hablan y establecen un hogar. Luego crean
un desastre para ellos y para la sociedad. Esto ocurre
en el mundo entero, en todas las sociedades y culturas.
La vida tal cual es, se puede resumir en una sola
palabra: relación. Relación con el mundo exterior y
con el interior. ¿Cómo se relaciona vuestro cuerpo con
vuestra respiración, con vuestros pensamientos y con
vuestra Consciencia? ¿Cómo se relaciona la

Consciencia individual con los demás individuos y con el universo entero?

Aunque cuerpo y mente son dos unidades separadas, funcionan juntas. Vuestro cuerpo se relaciona con vuestra mente con la ayuda de dos guardianes llamados inhalación y exhalación. El día en que dejan de funcionar juntos, las dos unidades se separan. La parte mortal, vuestro cuerpo, aliento y Manas, se separan de la parte semimortal: Jiva o alma individual. A esto se le llama muerte: la separación del cuerpo, los sentidos, el aliento y la mente consciente, de la mente inconsciente y del alma. La muerte ocurre en el momento en que el aliento deja de funcionar. La gente se preocupa, habla de la muerte y le tiene mucho miedo. No quiere ni pensar en ella, ni analizar lo que es. La muerte es un hábito del cuerpo. La muerte está llena de paz, pero el miedo a la muerte es muy penoso. Dejadme deciros algo: Si esperáis a la muerte para cambiar, os arrepentiréis. La muerte no cambia la personalidad interior, nunca es una ayuda. Del mismo modo que dormir no cambia vuestra circunstancia financiera, la muerte no cambia vuestra personalidad. Tenéis que aprender a transformar vuestra personalidad aquí mismo y ahora, a base de entender no tan sólo el cuerpo, el aliento y la mente consciente, sino también ambas partes de la mente inconsciente: la más activa y la latente. La muerte significa separación, no completa aniquilación. Seguís viviendo después de dejar vuestro cuerpo. ¿Qué parte de vosotros sigue viviendo? La mente inconsciente, el depósito de todos vuestros *samskaras*, (los residuos de vuestros méritos y de vuestras faltas, sea lo que fuere que hayáis hecho), esto sigue viviendo. La mente inconsciente es un vehículo para el alma. Todos vuestros actos se quedan en este depósito como una memoria. Es exactamente como empezar un nuevo día. Hoy sois lo mismo que ayer. El sueño os hace olvidar algunas cosas, pero recordáis lo que es útil. Aquellas impresiones del pasado que habéis almacenado, de ayer, del día anterior, del año pasado, de toda la vida, de varias vidas, cada una de esas impresiones que habéis recibido en el pasado, quedan almacenadas en la mente inconsciente.

Los que son yoguis recuerdan la gente que han conocido antes. Para ellos la encarnación anterior es como ayer. Es un tema interesante. Mi maestro solía examinarme mientras estaba entrenándome y cuando me enseñó esto, la vida se convirtió en un serio problema para mí. Me encontraba a veces con alguien que en anteriores encarnaciones había sido mi peor enemigo y ahora era mi mejor amigo y viceversa. Era muy difícil para mí ajustarme, tenía recelo de todo el mundo y me resultaba complicado relacionarme. Muchas veces las impresiones de dos o tres encarnaciones se me ponían delante y eran revividas de forma muy intensa.

Tras la muerte, no está el paraíso, ni el infierno, pero vivís en vuestro diseño de hábitos, en vuestro inconsciente. Éste es un vehículo para el alma individual o *"Jiva"*. La mente inconsciente permanece. Os llamáis "individuo" porque tenéis un vehículo individual que ha sido formado por vuestro diseño individual de hábitos, impresiones, emociones, deseos y motivaciones. Los hábitos de un ser humano no son en su diseño igual a los de ningún otro ser humano. Cada uno es diferente, no porque piense diferente, sino a causa de una conducta diferente, deseos, motivaciones, impresiones y *"samskaras"* diferentes. Todos los individuos disponen del vehículo de la mente inconsciente, incluso después de la muerte. Allí es donde permanecen sus impresiones: *"samskaras"* y deseos. Sin conocer vuestros *"samskaras"* no podréis purificar vuestro inconsciente, no podréis entrenaros, no podréis utilizar la sabiduría que lleváis dentro.

¿Quién ha creado estos *samskaras*? Os resignáis y decís que Dios os ha creado tal cual sois y que no se puede hacer nada. Pensáis que no podéis transformaros, que no tenéis remedio y os ponéis a rezar. Suponed que se os ofrece comida, tenéis hambre y coméis. Podéis decir: "¡Oh, Señor! Gracias". Esto está muy bien, pero imaginad que decís: "¡Oh, Señor! Masticad mi comida, digeridla y haced que mi sangre circule". Esto no os ayudará, es como intentar obtener leche de la arena. Un ser humano tiene el poder de entender su propia existencia y la existencia universal, esta Verdad eterna que existe en Sí Misma.

# Vuestra Personalidad, Vuestro Carácter, está Compuesto por Vuestros HÁBITOS

Patañjali nos enseña a aprender a entendernos de un modo muy sencillo. Si queréis estudiar vuestros *samskaras* y lo que habéis hecho en el pasado, no hay necesidad de llevar una contabilidad de ellos. Es lo mismo que si queréis saber cómo es vuestra personalidad y cómo os puede ser útil, pero si decidís contar vuestras cualidades negativas, entonces tan sólo las estaréis reforzando. No os va a ser útil. Esto no es la manera de entender vuestra personalidad. "Vuestra personalidad, vuestro carácter, está compuesto por vuestros hábitos" Nadie os ha dicho que tengáis que ser como sois, lo habéis hecho vosotros mismos. La expresión de vuestra cara es como habéis querido pintarla. Sea lo que fuere que seáis, es vuestra cosecha, exactamente como habéis escogido el color de la ropa que lleváis puesta. Sois el arquitecto de vuestro carácter, de vuestra entidad. Podéis conoceros a base de observar vuestros hábitos profundos.

Muchas veces un estudiante, un *"sadhaka"*, piensa que ya está purificado, Se cree que no necesita más austeridad ni prácticas de purificación. Pero de repente vuelve a encontrarse con los mismos hábitos. Cuando examinéis vuestra personalidad, os daréis cuenta de que no es más que una serie de hábitos bien arraigados. Intentáis por todos los medios cambiar vuestra personalidad, pero no podéis, a causa de estos hábitos. Un hábito es algo muy potente. Aquello que habéis hecho una y otra vez, es un hábito. Y esa es la base de vuestra personalidad, de vuestro carácter. Queréis cambiar toda vuestra personalidad, sin entender el diseño de vuestros hábitos. Cuando una acción se repite muchas veces, se almacena en el Chitta. Esto motiva vuestras acciones siguientes. Vuestros hábitos de comer, de relacionaros con los demás, de pensar y de sentir, son muy fuertes en el inconsciente. Tenéis muchos ejemplos simples a vuestros alrededor: al medio día, sin tan siquiera mirar el reloj, todo el mundo se va a comer por hábito; hay personas que se despiertan siempre a la misma hora por la mañana sin que importe a qué hora se acostaron. Han formado un hábito y no pueden dormir pasada cierta hora. Inconscientemente los hay que se levantan por la noche a comer, otros guardan caramelos debajo de la almohada. Todo procede del mismo impulso. Todos estos hábitos se formaron por una falta de control sobre la mente y sus modificaciones.

Os voy a dar un ejemplo de cuan fuertes son estos hábitos. Mi maestro le tenía muchísimo cariño a un político de la India que era uno de los peores seres humanos que me haya encontrado nunca. Bebía muchísimo. Pero cuando se sentía triste, venía a sentarse cerca de mi Maestro. Muchas veces le pregunté a mi maestro, por qué dejaba que este hombre viniera y le hiciera perder el tiempo. Él asentía con la cabeza, y a la vez me explicaba que había una parte muy buena en ese hombre. Mi siguiente pregunta era siempre la misma: ¿Le puedes ayudar?. La pregunta tenía siempre la misma respuesta. "No. Me gustaría, pero él no escucha a nadie".

Una mañana mi maestro dijo: "Mira, mañana este hombre se va a morir a las cinco de la tarde en un accidente. Le vamos a proteger, o al menos vamos a jugar el papel que nos toca".

Así que les llamó a él y a su mujer y les dijo: "Sentaos. Nunca os he pedido nada. ¿Me daríais algo si os lo pidiera?"

La contestación de ambos fue la misma: "Sí, podéis tener nuestro palacio y nuestra fortuna".

Mi maestro dijo: "No necesito esa basura, ¿qué haría yo con ello? Mi petición, como gurú vuestro, es que no salgáis de vuestra casa mañana. Llamad a vuestra guardia y no salgáis ni de vuestra habitación. Vais a morir a las cinco, mañana, y quiero protegeros. ¿Vais a cooperar?" Su respuesta fue afirmativa.

Cuando nos quedamos solos le pregunté a mi maestro, qué era lo que iba a ocurrir. Me contestó que él cumplía con su deber, pero que seguramente no le harían caso. Mi pregunta era evidente: "Entonces ¿para qué les has hecho venir y les has contado lo que va ocurrir?". Su respuesta fue sencilla: "Porque será una lección para los demás estudiantes".

Mi maestro llamó a los guardias y les dijo que por mucho que este hombre gritara y les amenazara, no abrieran la puerta. Que los

mantuviesen encerrados en sus habita-
ciones.

Ese hombre siempre llevaba encima un
revolver y era un alcohólico. Recuerdo que a
las tres de la tarde se puso furioso y empezó
a beber. Se bebió dos botellas de wisky y
amenazó a los guardias con meterlos en la
cárcel si no le dejaban salir. Estos se
asustaron y le abrieron la puerta. El hombre
agarró a su mujer, la metió en el coche y
arrancó el motor. El coche se estrelló a las
cinco y ambos murieron.

Mi maestro y yo estábamos sentados en algún
lugar cuando me dijo: "¿Qué podía hacer?
No quería escucharme"

Muchas veces sabéis que no estáis haciendo lo
que debéis o que estáis haciendo lo que no deberíais,
sin embargo continuáis. Manas tiene ese hábito. Por
ejemplo, ¿qué es la adicción al alcohol? Primero se
bebe conscientemente y cuando se bebe de forma
regular durante un cierto tiempo, entonces se
convierte en un hábito. Un hábito es aquello que se
instala en la profundidad de la mente consciente y
cuando por fin llega al inconsciente, ya no se tiene
poder sobre ello. De modo que aunque se sepa que no
se debe beber, aunque no se desee beber, aunque el
médico explique lo malo que es para la salud, el hábito
inconsciente seguirá motivando a beber. Hay
diabéticos que hasta roban azúcar aunque sea un
veneno para ellos. Es el hábito el que les puede más
que lo que el médico diga. Aunque Buddhi indique lo
que se debe hacer, no se le escucha. Esto quiere decir

que no hay coordinación perfecta entre las dos facultades, Manas y Buddhi. Lo que se necesita es fortalecer Buddhi y escucharle porque es la facultad de discernimiento y de la valoración que permitirán al ser humano seguir el camino correcto. Cuando se hace algo de forma repetitiva, ello significa que Buddhi no funciona bien porque no está entrenado. Habéis entrenado tan sólo la parte de Buddhi que os sirve para la vida diaria, pero esto no os va ayudar frente a un hábito de raíz profunda. Los hábitos que habéis formado son interiores. Una y otra vez vuestra mente busca una guía exterior, pero no estáis entrenando vuestros poderes interiores. Muchas veces decís: "No quiero saber esto" No queréis saber algo aunque ya lo conocéis. Hay un parte de vosotros que no quiere mirar de frente a ese algo porque, como no lo entiende, se entristece. Tenéis miedo a conocer vuestro propio Ser. Intentad mirar de frente todos los rincones de vuestra vida interior a base de entender vuestros hábitos. Una vez que un hábito es fuerte, incluso si Buddhi os quiere ayudar, no puede si no está muy entrenado.

No es difícil tener salud, es fácil y simple, pero primero tenéis que decidir. ¿Queréis de veras tener salud? Poned la pregunta delante de vosotros. Podéis tener salud, el obstáculo son los hábitos. Y para superar un obstáculo, el primer paso es conocerlo. Los hábitos son fáciles de entender si en verdad se quiere. Si insistís, llegaréis a conocer estos fuertes hábitos que os impulsan a actuar de una cierta forma en el mundo y que os hacen sentiros alegres o deprimidos. Si lográis Trabajar sobre vuestros hábitos, podréis hacer cualquier cosa. Podréis disfrutar de salud física, mental y espiritual.

La naturaleza de la mente es fluir por los surcos de experiencias pasadas y sin Trabajo no podéis salir de estos surcos. Es por eso mismo que el pasado tiene tanto poder en vuestra vida. Sin embargo no queréis seguir hábitos viejos, queréis transformar vuestra personalidad. Acciones que se repiten crean surcos en la mente y luego la mente, de forma espontánea y profunda, suele fluir por estos surcos que han sido creados. Cuantas más veces hagáis algo, más profundo se hace el surco en vuestra mente inconsciente y llega un momento en que parece imposible que la mente fluya en otra dirección. Es entonces cuando lo dais por perdido y pensáis que no tiene remedio porque "sois así."

La ciencia del Yoga os enseña que podéis crear nuevos surcos. Ello no tiene nada que ver con los sentidos. Si entendéis cómo formáis un hábito, será fácil cambiar. Si creáis nuevos surcos y permitís que la mente fluya por ellos, entonces podréis cambiar vuestros hábitos y transformar vuestra personalidad. Tendréis que repetir estas nuevas impresiones una y otra vez para que la mente deje los viejos surcos y fluya por los nuevos. Para romper un viejo hábito negativo, hay que formar un nuevo hábito positivo. Se puede fácilmente apartar un hábito negativo, si se crea uno positivo. Es mucha la fuerza de los hábitos, pero estos pueden ser modificados, pues tan fuertes son los hábitos negativos como los positivos. Puede que tarde, pero un ser humano tiene la capacidad de Trabajar sobre sí mismo. Si aprendéis a relacionaros con vuestra mente inconsciente, entonces aprenderéis a dirigir vuestra mente consciente. Podréis cambiar vuestros hábitos sustituyéndolos por hábitos diferentes.

# Las CUATRO FUENTES. Sed Conscientes de Vuestros HÁBITOS.

Podéis "llegar a ser conscientes de vuestros hábitos" estudiando cómo os relacionáis con los cuatro instintos básicos.

Aquí tenéis una manera muy práctica de conoceros a vosotros mismos. Si estudiáis todos los reinos de la vida, aprenderéis que cada criatura que ha llegado al nivel de manifestación, todo lo que está sujeto a crecimiento, tiene cuatro instintos básicos: comida, sueño, sexualidad y supervivencia. Estos son deseos instintivos. En lo que a estas fuerzas primarias se refiere, los animales, los seres humanos e incluso las plantas son lo mismo. Las plantas duermen, los mismo que lo animales y los seres humanos. Las plantas tienen un sistema nervioso, aunque no tan completo como el de los seres humanos. En cuanto a los animales no hay duda de que se alimentan, duermen, se reproducen y tienen un sentido de auto-preservación. La diferencia entre los animales y los humanos, es que los animales están completamente controlados por estos cuatro instintos. No tienen relaciones sexuales en cualquier momento, como los humanos. La conducta sexual de los animales está controlada por la naturaleza; existe un tiempo fijado, la época de celo. No es así con los seres humanos, que copulan en cualquier sitio y en cualquier momento.

Hay una gran diferencia respecto a los animales. Vuestros apetitos, vuestras emociones, vuestros pensamientos, vuestras actividades, están controladas sólo parcialmente por la naturaleza. Tenéis el poder de discernir, el poder de entender, el poder de controlar. Sois responsables de vuestros actos.

Los impulsos básicos causan impacto en la mente y en el cuerpo. Tenéis que aprender cómo relacionaros con los problemas que los instintos básicos os causan. Primero; examinad vuestras tendencias hacia la comida, el sueño, el sexo y la auto-preservación. Es vuestra responsabilidad regular vuestros apetitos, os dice Patañjali.

Si decidís observar el modo en que vuestra mente se relaciona con el deseo de comida, son muchas las preguntas que pueden surgir. Cuando tenéis hambre ¿podéis esperar un poco? Si no coméis por un cierto tiempo ¿qué ocurre? ¿Por qué coméis? ¿Os preocupa cómo la comida va a afectar a vuestra mente y no sólo a vuestro cuerpo? ¿Tomáis en consideración el hecho de que esta comida os puede hacer daño? Si se os ofrece comida basura ¿estáis tentados de comerla? ¿Podéis tirar esta comida a la basura y recordar que una comida sana, aunque pueda no parecer tan atractiva, es mejor para vosotros? Vuestra necesidad de comer y los gustos que habéis adquirido, no son lo mismo ¿Cómo se relaciona vuestro gusto con vuestra necesidad de comer? ¿Estáis a merced de vuestro sentido del gusto? Cuando os convertís en el esclavo de vuestro apetito, entonces la valoración de la nutrición disminuye. Entrenad vuestra mente a interesarse por lo nutritivo más que por lo sabroso.

Después de experimentar durante millones de años, la humanidad todavía no ha encontrado la mejor manera de lograr una buena nutrición. Todos coméis, sin embargo no entendéis realmente el método de vivir y de ser. Un santón me dijo una vez que quien sabe controlar los agujeros del cuerpo, está muy avanzado en el Camino. Por unos instantes no le entendí. La mayoría de las enfermedades físicas llegan al cuerpo a través de un agujero, la boca. La boca es el lugar más sucio del cuerpo. Si no os cepilláis los dientes regularmente, la función de vuestro hígado quedará afectada. Si no mantenéis vuestra boca limpia, será un fuente constante de enfermedad.

¿Cuál debería ser vuestra actitud cuando estáis comiendo? La actitud correcta es: "comer para vivir, no vivir para comer". Desarrollad la actitud de que la comida de buena calidad es necesaria para vuestra salud. Si coméis lo mismo que otra persona, pero con una actitud diferente, el efecto será diferente. Comer sano no es suficiente, el otro punto es: "cómo" ingerir la comida.

Comed a vuestra hora y disfrutad de lo que coméis. Comer a la misma hora todos los días es un muy buen hábito. Los doctores son gente hábil e inteligente, pero no tienen hora. Enferman porque sus hábitos de dormir y de comer no son regulares. Pase lo que pase, formad el hábito de comer a una hora en la cual vuestra profesión no intervenga. No es necesario que sea a tal hora. Si a esta hora estáis trabajando, estableced otra hora para comer. No os recomiendo comer mucho de una vez y para todo el día, es mejor comer dos o tres veces al día. Tampoco os recomiendo comer seis o siete veces, porque entonces los órganos de digestión no descansan.

Formad el hábito de no beber ni agua, ni otros líquidos, mientras coméis. Bebed media hora antes o después. Si tenéis que tomar líquido, entonces hay un medio: que este líquido sea comida. Por ejemplo: se puede tomar leche como comida, no como bebida. Beber y comer son dos procesos distintos.

En todas las grandes tradiciones existe el hábito de implorar la bendición antes de comer. Esto tiene un significado: los jugos gástricos y la saliva son importantes para la digestión, e implorar la bendición o bendecir la mesa, os da tiempo de calmaros y de crear saliva y jugos antes de poneros a comer. Si los jugos gástricos son deficientes, no podéis digerir bien y esto causa problemas. No sabéis cómo producir conscientemente jugo gástrico y saliva para digerir bien. Incluso si tomáis las mejores vitaminas y la dieta más completa posible, si no creáis los jugos gástricos necesarios y la saliva suficiente, no podréis digerir bien. También es importante pensar en las calorías y en el valor nutritivo de la comida, pero si tenéis problemas gástricos poco importa lo mucho o lo poco que ingiráis, ya que no lo podréis digerir correctamente. Las enzimas digestivas y las secreciones dependen del funcionamiento correcto del sistema endocrino, el cual está controlado por vuestras emociones La comida fresca y sencilla, llena de nutrientes, es excelente para la salud, pero ante todo necesitáis mejorar vuestros pensamientos y actitudes. Vuestro proceso mental está relacionado con vuestras emociones y éstas pueden crearos problemas.

Cuando vuestro mundo emocional se trastorna, vuestra bioquímica cambia y crea toxinas. Regularidad y alegría son muy importantes cuando se come.

Haced que el ambiente de vuestra casa sea alegre. No discutáis mientras coméis. Podéis discutir después, pero no durante la comida, es muy perjudicial. No regañéis a un niño antes de comer, ni durante la comida. Y sobre todo no le empujéis la comida en la boca mientras llora. Dejad la comida para otro momento si os sentís deprimidos, o sentís ira. Si sentís ansiedad, no comáis, si lo hacéis, estáis creando toxinas en vez de darle energía a vuestro cuerpo. Cuando estáis en un estado anormalmente emocional, más allá de vuestro control, no deberíais comer. Esperad a calmaros o la más estupenda comida se convertirá en toxinas en vuestro interior.

La vida es muy corta, mientras estáis a tiempo deberíais aprender a disfrutar de cada momento. Si no estáis contentos, no importa cuan deliciosa sea la comida, no la podréis digerir.

La alegría es esencial para los que viven en el mundo y tienen una vida mundana. Si no estáis de buen humor, no comáis. Aprended a estar alegres para que vuestra bioquímica esté preparada para digerir lo que comáis.

Otro punto importante es masticar bien la comida. Mucha gente se traga la comida sin realmente masticarla. Si masticáis cada trozo treinta y cinco veces, podréis digerir lo que sea. Esforzarse en masticar bien los alimentos también os ayudará a evitar comer en exceso. Se come demasiado porque no se toma uno el tiempo de la comida como tiempo de disfrute de la comida. Sabéis llenaros la tripa y ésta se expande, pero no sabéis darle atención a la comida, ni al hecho de comer. Vivís para comer y sin embargo no tenéis tiempo de comer. Coméis demasiado porque vuestra dieta no tiene bastantes nutrientes, minerales y vitaminas. Hay algo que falla en algún sitio. Si vuestra dieta estuviera equilibrada, no comeríais en exceso. Comer demasiado es el resultado de una dieta desequilibrada o de una mente desequilibrada. Los que comen en exceso, en realidad están intentando destruir algo. Hay una ley de compensación en la mente humana y en el cuerpo. Comer en exceso es una señal de inseguridad y proviene del nivel mental. Es una enfermedad y puede llegar a ser muy perjudicial. Deberíais comer de acuerdo con vuestras necesidades físicas.

Comáis lo que comáis, cread la actitud de que os gusta lo que estáis comiendo. Cuando estáis invitados a casa de alguien, sentís que tenéis que comer para no ofender a vuestros amigos. No os forcéis por dar gusto a los demás. No les ayudáis en nada y menos os ayudáis a vosotros mismos. Si no queréis comer, no comáis. Si os esforzáis todos los días en comer un poquito más, descubriréis que vuestra tiroides queda afectada y así engordaréis.

El sobrepeso es la primera enfermedad que estudié. Así que mi recomendación es que no comáis demasiado y que aprendáis a comer lo que pensáis que os conviene. Trabajad poco a poco con vosotros mismos. La gente que se pasa el día comiendo, no tiene realmente un problema físico, lo que tienen en realidad es un problema emocional. Algunas personas se levantan de noche para comer o esconden comida debajo de la almohada, eso no es el tiroides, son problemas emocionales.

En occidente existe la costumbre de beber un poco de vino antes de la comida como aperitivo, ello ayuda a la digestión. En la ciencia Yoga no se necesita ningún aperitivo, existen otros métodos, por ejemplo, tumbarse sobre el lado izquierdo diez o quince minutos después de comer ayuda a la digestión. Pero si coméis demasiado y os tumbáis os dormiréis, os pondréis a roncar y a soñar ¿Cómo podéis interpretar estos sueños? Estos sueños no revelarán vuestra personalidad, lo que os mostrarán es el efecto perjudicial de comer en exceso. A veces estos sueños son pesadillas. Las pesadillas pueden significar dos cosas: o que habéis comido de más o que habéis tenido relaciones sexuales después de comer, tras lo cual os habéis quedado dormidos. Mucha gente tiene el hábito de comer muy tarde por la noche. Esto no es bueno, debería haber un espacio de al menos tres a cuatro horas entre cenar y dormir. Además deberíais intentar formar el hábito de tomar cenas ligeras.

Es una tradición comer tres o cuatro comidas diarias y dormir ocho o diez horas. Nadie entiende por qué necesitamos estas ocho o diez horas, pero esto se ha convertido en parte de un hábito y de una tradición humana. Ocho o diez horas de sueño es un desperdicio de vida. Tenéis una gran oportunidad durante el estado de vigilia, pero cuando dormís, perdéis contacto con el estado de vigilia y malgastáis vuestro tiempo a base de dormir en exceso. Podríais meditar, estudiar, escribir, leer o, si sois capaces, ayudar y servir a los demás. Al principio de mi entrenamiento se me dijo que no durmiera de forma inútil. El sueño significa inercia ¿Cómo podéis dormir tanto si habéis de lograr algo en la vida? Nunca me he considerado un gran Swami, pero no puedo dormir mucho tiempo. En el momento en que empiezo a dormir demasiado, una voz interior me llama y me dice "¿A caso has venido a este mundo a dormir? ¿qué harás después de morir? Duermes demasiado, te quedas en este estado inconsciente. Has venido al estado consciente para algo, para restablecer algo. Desperdicias tu tiempo y tu energía ¡Despierta!" Miro al reloj y veo que no son todavía las tres, la hora a la que me suelo levantar. Son las dos y media y pienso "¡Media hora más para mi práctica! ¡Venga! ¡Siéntate!" Porque tengo este fuego dentro, no quiero dormir más de la cuenta. Mi deber es tan grande que no podré cumplirlo si duermo. Pocos pueden seguir este ritmo si no saben cómo descansar.

Me cuesta entender por qué la gente duerme tanto. ¿Por qué perder de ese modo tanto tiempo y tanta energía? ¿Habéis venido a esta vida para dormir? Cuando vuestra mente sepa que tenéis que aprovechar el tiempo, podréis dormir menos, pero más profundamente, desde el mismo momento en que os tumbáis. Cuando os acostáis y tenéis mucho tiempo para dormir, no dormís. Os dañáis porque no conocéis unas pocas cosas que os pueden ayudar a organizar vuestros estados internos. Al conocerlas, podéis mantener buena salud física y mental. Se puede controlar el sueño si se conoce el arte de dormir.

Si bebéis demasiado antes de acostaros, tendréis pesadillas. Hay que orinar antes de acostarse. Si sabéis cómo regular el movimiento de vuestros pulmones, disfrutaréis más de vuestro sueño, porque una respiración irregular impide un buen dormir. Los que no saben mucho del tema podrían pedir a alguien que vigile su modo de respirar mientras duermen. A veces la inhalación es algo brusca y la exhalación lenta o viceversa. Este tipo de respiración irregular afecta al nervio vago y al sistema nervioso autónomo.

Algunas personas padecen de insomnio porque su mente consciente se mantiene activa y preocupada. Quieren dormir y no lo consiguen. La mayoría de las personas necesitan entre diez y quince minutos para dormirse, ¿por qué? Si no se duermen de una forma rápida es porque no han decidido dormir. Si queréis dormir, dormid. Si realmente tomáis esta determinación, os dormiréis inmediatamente. No hay que realizar ningún esfuerzo especial, únicamente decidirlo. Veamos qué suele ocurrir si determináis dormiros a tal hora ¿por qué no lo conseguís? Queréis dormir porque estáis cansados ¿no?... Esa es la razón por la que no lográis dormiros, ese cansancio no es razón suficiente para dormir, debéis decidir dormir. Los niños que están cansados lloran porque no pueden dormir, después de llorar se quedan dormidos. Generalmente se cree que finalmente se duermen por el cansancio acumulado, pero la razón es que han llorado. Si intentáis dormir porque vuestro cuerpo está cansado, os agitaréis. Tratad de entender este punto: no es necesario que estéis cansados para dormiros. El descanso es para poder trabajar al día siguiente. Esto es lo que se dice a los niños: "a la cama, que mañana hay que madrugar" pero no os entrenáis en hacer esto mismo que le decís a vuestros hijos. Cuando os acostáis, preparaos para el día siguiente.

Intentad levantaros temprano por la mañana, antes del amanecer. Es un excelente hábito, intentad formarlo. Es el mejor momento para romper la inercia. No desperdiciéis vuestro tiempo en juergas nocturnas. Si queréis romper la inercia de la desidia, aprended a despertaros temprano. No importa a que hora me acosté la noche anterior, siempre me levanto muy temprano, esto es algo que he mantenido toda mi vida. Me dije a mí mismo que si la desidia iba a controlar mi vida, no valía la pena vivir. No dejéis que la pereza controle vuestra vida porque es vuestro mayor enemigo y nadie os puede ayudar a cambiar ese fuerte hábito. Dormir demasiado es dañino, de hecho no es posible dormir profundamente más de tres horas y media. Las ondas delta que indican el sueño profundo no pueden durar más. El resto del tiempo os lo pasáis dando vueltas en la cama. Os despertáis y os volvéis a dormir con un sueño agitado, lleno de ensoñaciones. Lo llamáis descanso, pero lo que hacéis es turbar vuestro metabolismo. Sólo bajo anestesia se puede dormir diez horas.

Deberíais llegar a dormir por un tiempo previamente decidido. Esto es sueño voluntario. Antes de acostaros, decididlo: "me despertaré a tal hora y ahora voy a dormir profundamente"

Sankalpa, la determinación, para dormir y despertarse, es muy importante. Ahora logro realizarlo de forma inmediata. Al principio había un tiempo de demora, ahora no. Si decido dormirme es inmediato y si decido despertarme a las cinco, justo a las cinco abro los ojos. Ésta es la forma predeterminada de disfrutar del sueño. A base de poner despertadores, ignoráis vuestros potenciales.

Aprended a darle órdenes a vuestra mente. Pedidle que os dé completo descanso y que se despierte a tal hora. Es posible conseguirlo, sólo hay que practicarlo y crear ese hábito. Al principio no tendréis éxito, es normal, pero después de Trabajar diariamente, sí. Esta alarma interior triplicará vuestro potencial.

Si aprendéis a hacer un buen uso de vuestro tiempo, a aquietar vuestra mente y a expandir vuestra Consciencia, podéis reducir el tiempo de los estados de sueño y de ensueño. He vivido con el Mahatma Gandhi y con otros muchos otros Maestros y les he observado. No dormían más de dos o dos horas y media y estaban llenos de salud. Demasiado sueño no es necesario y no os ofrece mucho. Tras dormir muchas horas, vuestra personalidad no cambia, ni vuestra situación económica tampoco, ¿entonces por qué dormís más de lo estrictamente necesario? Dormir tan sólo os da un descanso parcial. No ofrece un descanso total y profundo a toda vuestra entidad. El sueño le da descanso al cerebro, al sistema nervioso, a los músculos y la mente consciente. No le da descanso a vuestra mente inconsciente, ni a la totalidad de vuestra mente. Cuando os despertáis, sabéis que no habéis descansado del todo. Si la mente no obtiene descanso de otra manera, entonces enfermedades mentales empiezan a afectar al sistema nervioso y luego al cuerpo. No esperéis pues mucho del sueño. En cuanto a la anestesia, alivia el dolor mientras un cirujano os está operando, pero no alivia el dolor de la mente. El dolor mental es más serio que el dolor físico. Necesitáis estar libre de todo dolor y sufrimiento.

Lo mejor es crear una cierta actitud a la hora de dormirse. Después de todos los disfrutes del mundo, queréis disfrutar del sueño. Pero recordad que si no dormís, no podréis disfrutar de nada.

Os voy a contar una conversación que tuve con Mahatma Gandhi. Me dijo: "Antes de irme a la cama hago dos cosas: rezar y arrepentirme". Yo le contesté que el arrepentimiento era algo malo y él trató de explicarse: "Espera. Déjame que te explique lo que realmente es. La oración y el arrepentimiento purifican el camino del alma y llevan al ser humano a su meta final. ¿A quién rezar? No a ningún Dios, no al sol, ni a la luna, ni a las estrellas. El rezo es hacia Uno Mismo, hacia la parte más fina de Uno Mismo. Así se purifica la mente y se la hace percatarse de la naturaleza más elevada. La oración es hacia la Naturaleza Superior". ¿Y el arrepentimiento? ese era el punto que más me chocaba. El dijo: "Antes de rezar, la mente dice: "he hecho esto y he hecho esto otro", y entonces puedo rezar. El arrepentimiento viene primero, la oración después"

Gandhi quería decir una cierta clase de arrepentimiento. Si seguís repitiendo: "hice esto, hice lo otro, pero no hice aquello" os debilitáis. No es esto lo que Gandhi quería decir. Por arrepentimiento Gandhi quería decir "no repetir", para así poder orar. Si habéis hecho algo que vuestra conciencia moral no aprueba, determinad no volver a hacerlo. Esto es similar a la confesión de la religión católica. Sacáis a la luz vuestras debilidades más recónditas, llevándolas a la superficie donde podéis atenderlas. El psicólogo os propone hacer lo mismo. Lo podéis hacer sin necesidad de nadie, es un proceso de auto-terapia. Antes de acostaros, pedid a vuestro contable interior que traiga las cuentas. El contable no tiene miedo de vosotros y os dará las cuentas con toda claridad. Si sois cobardes, no lo haréis porque sabéis que no habéis hecho las cosas como queríais, de acuerdo con lo que sabéis que debe ser. Pero, tarde o temprano, tendréis que afrontar todo esto. Deciros: "Bien, no voy a repetir esto, pase lo que pase, por un día al menos y luego ya veré". Para llevar a buen puerto este propósito, tenéis que decir: "Lo haré, lo puedo hacer y lo tengo que hacer". Esto fortalecerá vuestro poder de decisión.

A los niños que tienen miedo a la oscuridad, o a salir de casa, o a jugar con los otros niños; a la mujer o al hombre que tienen miedo a lo que sea, a todos ellos les ayudará fortalecer la determinación.

Es muy importante tomar decisiones firmes. Cuando vuestra atención se enfoca, esto crea poder de voluntad. Cuando tomáis una decisión, todas las diferentes modificaciones de la mente se unen y crean poder de voluntad. Si vuestra mente está disipada y va de una cosa a otra, entonces no tenéis poder de voluntad. Decidid antes de acostaros. De vosotros depende no hacer lo que sabéis que es mejor no hacer. Deciros: "Mañana no repito esto". Al día siguiente, aquello en la mente que os motivó a hacerlo, surgirá, es normal. Entonces, en ese momento, determinad: "No, no lo voy a volver a hacer". Así de esta manera, todas las noches antes de dormiros, pasad por el proceso de construir Sankalpa shakti.

Pero si al día siguiente repetís el mismo error, perdonaos a vosotros mismos, ese es el primer paso para no volver a repetirlo. Y entended que sois vosotros los que debéis perdonaros, de nada sirve que el mundo entero os perdone. Si no os perdonáis, estaréis en una tortura constante. Tal vez caigáis varias veces en el mismo error, pero no abandonéis. A veces el fracaso es el pilar del éxito. Implorad a vuestro propio y verdadero Ser: "Señor de la Vida que tienes tu asiento más allá de mi cuerpo, de mis sentidos y de mi mente, me conoces. Eres el testigo de todos mis pensamientos y actos. Dame la fuerza y la energía para que pueda cumplir con mi misión en la vida, para que haga el viaje sin interferencias y sin dañar a nadie".

De este modo os ponéis en contacto directo con la Fuente de la Consciencia y esto os dará más fuerza. La fuerza muscular no es nada, la fuerza de la mente es tremenda, pero la fuerza de Atman, el alma, es inmensa. Los que aprenden a depender de la fuerza de Atman en ellos, son grandes.

Lo segundo que Gandhi recomendó fue la oración. Dijo: "Siento que vivo en un santuario porque lo infinito está en mí. No soy grande, soy solamente un santuario. Así como un santuario está hecho de ladrillo, cemento y otros materiales, así mi cuerpo está hecho de los cinco *tattvas,* los cinco elementos. Dentro de mí reside Su Majestad". Si recordáis eso, nunca tendréis miedo y nunca tendréis pesadillas. Dormiréis profundamente y os despertaréis repuestos.

Primero cultivad el arrepentimiento y luego la oración. Contemplad al Señor de la Vida. "Está en todas partes, por lo tanto: dentro de mí también. ¿Cómo negar eso? ¿Cómo negar que Aquel que está en todas partes, también está en mí? ¿Acaso soy más que Él? La respuesta es no. Entonces Él está en mí. ¿Cómo puede Él, tan grande, vivir en un cuerpo tan pequeño? Esto es la belleza. Él es Grande porque vive en lo más pequeño". Los que tienen sabiduría se dan perfecta cuenta de esto, los demás no. Tal contemplación os confortará y mejorará vuestro sueño. Un corto ejercicio de respiración debería ser lo último que hagáis antes de iros a dormir[1]. Así no tendréis estos sueños y pesadillas inútiles. Dormiréis profundamente y en paz. Habitualmente os acostáis porque es la hora, aunque no sintáis sueño. Esto es porque no conocéis la técnica y así dais vueltas y vueltas en la cama. Es mejor hacer el ejercicio de respiración que estar tumbado despierto, dejando vuestra mente activa ir de una cosa a otra y volverse negativa. La Consciencia de la respiración siempre es buena. Es lo que hay que hacer después del arrepentimiento y de la oración, justo antes de dormir.

No os torturéis a la hora de dormir. No reviváis todo el peso de vuestra vida, vuestras preocupaciones y disgustos. Después dormís muy mal y a la mañana siguiente es como si hubierais recibido una paliza.

---

[1] Ver apéndice B. Ejercicio para dormir

Tenéis demasiadas expectativas de la vida. Hay que tomarse la vida con mucha ligereza, aunque los deberes se hayan de tomar seriamente. ¡Disfrutad! Cuando os acostáis con la mente llena de preocupaciones ¿creéis que ese sueño va a resolver vuestros problemas? ¿No os dais cuenta de que eso no es competencia del sueño? Y tampoco sois conscientes de que si cargáis con preocupaciones pesáis menos, el que no tiene preocupaciones pesa más y así se relaja. No debéis iros a la cama con vuestras preocupaciones porque os reducirán, disminuirán vuestra capacidad, vuestra vitalidad, vuestra energía, vuestro entendimiento y vuestra memoria.

Decidles sin miedo a vuestras preocupaciones que vengan a visitaros a la mañana siguiente, que no se metan en la cama con vosotros, que vuestro sueño es sagrado. Preocuparse es una enfermedad que habéis adquirido, os habéis estado preocupando toda vuestra vida, pero... seguís vivos ¿no? Si miráis lo acontecido descubriréis que todo vuestro pasado estuvo lleno de preocupaciones que os atormentaron, pero ahora estáis vivos y sonrientes. Sobre la base de esta experiencia, decidid dejar de preocuparos. Éste hábito consume vuestra energía. Cuando un conductor se pierde y no sabe adonde va con su coche, éste no deja de consumir energía. Vuestra mente realiza el proceso de pensar, pero no estáis progresando. Hay gente a quien le gusta mucho preocuparse, siente la ausencia de preocupaciones como una falta de vida.

El control de la mente no os hace inertes ni carentes de deseo, os hace creativos, equilibrados y hábiles. No os puede impedir estar preocupados, pero os puede ayudar a controlar y a modificar vuestras preocupaciones. Nadie puede decir que no tiene problemas, pero algunas personas pueden decir: "Sí, tengo problemas, pero no dejo que me afecten". Si estáis preocupados, no podréis disfrutar de nada. No podréis disfrutar del sueño, ni del sexo, ni de la comida, ni siquiera de vuestra propia existencia. Deberíais aprender a disfrutar de todo a base de no dejar que las dificultades de la vida os afecten. Cuando tengáis que hacer algo, hacedlo sin más; no lo guardéis en vuestra mente, para darle vueltas y vueltas y más vueltas. Éste es un hábito muy negativo. ¿De dónde creéis que proviene la hipertensión? Cuando os preparéis para dormir, liberaos de las preocupaciones.

Si os vais a la cama con una mente perturbada, no podréis dormir bien. Si durante la comida os enfadáis, tened la seguridad de que por sana que sea esa comida, en vosotros actuará como un veneno, generando toxinas. Si tenéis relaciones sexuales y vuestra mente está bajo presión, en vez de disfrutarlas, tendréis una mala experiencia. Cuando vuestra mente está turbada, vuestra bioquímica cambia. Por ello es tan importante comer, dormir o tener relaciones sexuales, con una mente alegre.

Muy poca gente entiende lo que es el sexo. Éste tiene muchos aspectos diferentes: el sexo como acto, el sexo como expresión de amor, el sexo como concupiscencia, el sexo como necesidad. Es un tópico que la gente no suele discutir, ni intentar entender. Una persona puede vivir fácilmente sin sexo. Puede ser suprimido o reprimido, lo cual no es nada bueno. Al reprimir el sexo no se está controlando este instinto. ¿Por qué se le da tantísima importancia al acto sexual? Ha creado una impresión tan grande en la mente porque se le ha dado demasiada importancia. No es bueno darle demasiada importancia, pero tampoco hemos de darle poca. El sexo es uno de los instintos básicos y debería ser entendido y regulado. Si no lo controláis puede impedir vuestro progreso. Esto no significa volverse fanático o refrenarse a la fuerza. Hacer esto tiene por resultado obsesionarse más y más con ello. La naturaleza controla la vida sexual de los animales y no controla la de los humanos porque somos seres más evolucionados. Tenemos mente y podemos saber qué hacer y qué no hacer. En los seres humanos, el acto sexual está hecho para ser una expresión de amor. El sexo debería ser aceptado y respetado como una expresión de amor, pero la totalidad de la expresión de amor no es el sexo. El sexo es una parte de la expresión de este amor que está basado en la igualdad. Es la participación en un acto para darse placer mutuamente. Si no es algo placentero, confortante y compartido, significa que no hay entendimiento y si no hay entendimiento, entonces no hay amor. Si se hace el acto sexual sin amor, no es más que una simple masturbación. El sexo como acto sin amor produce estrés y puede crear problemas. Si seguís teniendo relaciones sexuales con todas o todos los que se cruzan en vuestro camino y formáis el hábito de saltar de una pareja a otra, esto no tendrá fin. Enfermaréis porque esto afectará a vuestra mente. Podéis pensar que es un gozo y llamarlo experiencia, pero muchas de estas experiencias traen malestar a todos los niveles. Si no sabéis lo que es la sublimación o lo que controlar significa, entonces es mejor que tengáis una sola pareja y que intentéis ajustaros y entenderos. Si un chico o una chica están dominados por la loca noción de que sólo el sexo es vida, hay un medio de disciplinar esta tendencia. Así como las dos laderas de un río disciplinan el fluir del río, el chico y la chica deberían entender que el matrimonio también es una disciplina.

La mayoría de los matrimonios que fracasan, lo hacen a causa de incompatibilidad sexual. Muchas mujeres critican a sus maridos a causa del sexo y muchos hombres exigen mucho sexo, pero son incompetentes. Luego el matrimonio se separa y esto crea mucho caos en el mundo. Las mujeres dicen que tan sólo hay unos pocos hombres verdaderos en el mundo. Los hombres dicen que las mujeres son frígidas. No hay nada equivocado, ni en los hombres, ni en las mujeres, pero no acaban de entenderse. El hombre piensa que su mujer es como un mueble en el que se puede sentar y que puede utilizar en cualquier momento. Es brutal en el acto sexual, lo hace rápido, esperando con ansiedad el momento final, después se echa a dormir y la pobre mujer sufre. No debería ser así, debería haber entendimiento. Cuando una pareja no se ajusta en el tema sexual, el matrimonio es un fracaso. En muchos matrimonios hay exceso de exigencia y escasez de entendimiento de lo que le pasa al otro. Cada parte tiene su propio punto de vista, pero lo mejor es crear un puente de entendimiento. Cada cónyuge debería esforzarse en entender las emociones del otro. Si el amor no va acompañado de entendimiento, entonces el matrimonio es una gran enfermedad, para la cual no hay ni medicina ni consejo. Muy poca gente recibe la educación sexual adecuada. Si aprendéis a dar desde el principio, entonces el sexo es agradable. Pero si ambos, hombre y mujer, sólo aprenden a coger, entonces ¿quién va a dar? Ambos permanecerán insatisfechos. El arte del sexo no se conoce realmente. Éste es uno de los mayores problemas al que el mundo moderno se enfrenta. Sin embargo todo el mundo sigue teniendo relaciones sexuales todo el tiempo. La mente de mucha gente sólo se enfoca allí.

No estoy en absoluto condenando el sexo. Tener o no tener relaciones sexuales, no es la cuestión, nunca le diría a nadie que no tenga relaciones sexuales. Lo que digo es que tener relaciones sexuales sin control y sin entendimiento, no es sano.

El arte de cómo hacer el acto sexual debería ser conocido: los campos de energía, los muy finos poderes de la vida y los biorritmos deberían ser entendidos. El lado derecho de la nariz debería estar destaponado, tanto para comer como para hacer el amor. Destaparlo es sólo cuestión de un minuto, es un ejercicio práctico y encontraréis que la experiencia es completamente distinta. No os esforcéis nunca en tener relaciones sexuales y tampoco permitáis nunca que sea cuestión de vanidad: un hombre no prueba su virilidad a base de tener frecuentes relaciones con muchas mujeres. En la teoría, es posible que un único hombre sea capaz de inseminar a un millón de mujeres, sin embargo, en la realidad, cinco hombres no son capaces de satisfacer a una sola mujer. Intentad entender esta disparidad. Un hombre debería conocer el arte del sexo de forma que el sexo no sea fuente de frustración ni de desilusión. Si un hombre no es capaz de satisfacer a su pareja, se siente frustrado interiormente. La mujer no quiere que se acompleje, entonces finge, se comporta como si estuviera disfrutando del acto sexual, pero no es así. Ni la masturbación, ni el fingimiento son buenos. Es simple de entender: cuando el hombre se vuelve activo, la mujer permanece pasiva, cuando la mujer se vuelve activa, el hombre ha de volverse pasivo, y esto es entender el sexo.

Otro punto que debería considerarse en cuanto al sexo, es que nadie debería tener relaciones sexuales justo después de ingerir alimentos, porque es dañino.

Ello conlleva problemas de digestión. Han de pasar al menos cuatro horas entre ambas actividades, ya que si no es así, se interrumpen las secreciones gástricas.

Otra cosa: no es bueno tener relaciones sexuales durante las primeras horas de la noche. El mejor momento es, entre las tres y las cuatro de la mañana, cuando se está relajado, se ha descansado y la comida se ha digerido. El sexo a destiempo, como todo, a la larga produce enfermedades.

Cuando dos personas viven juntas, no deberían convivir tan sólo al nivel de la acción. Deberían también convivir en el plano del pensamiento, porque es el pensamiento el que motiva la acción. Cuando dos personas piensan lo mismo, la convivencia es agradable. Si estas personas pensaran de forma muy distinta, la convivencia sería penosa. Con ello no quiero decir que no se pueda pensar de forma distinta en muchos momentos de la vida, a veces se está de acuerdo y en otras ocasiones se está en desacuerdo, pero lo que no debe ocurrir es estar en constante desacuerdo. Marido y mujer deberían entenderse en todas las dimensiones, por ejemplo en sus metas mundanas y en su meta espiritual o propósito en la vida. Deberían entender porqué viven juntos y lo que necesitan en el mundo. Deberían establecer conjuntamente cuales son sus metas o prioridades en este mundo, y no vivir en la fantasía de los deseos mundanos.

Si dos personas se encuentran y deciden vivir juntas, no podrán ser felices si no entienden porqué viven y cual es realmente el propósito de sus vidas. Si habéis alcanzado vuestras metas mundanas ¿qué es lo que hay después? Si dos personas han decido vivir juntas y alcanzar la Meta Suprema de la Realidad, de la Bienaventuranza, entonces todas sus actividades y todo lo que tienen en la vida, se une en la consecución de esta Meta. Es importante que esto lo tengáis claro, ya que si la Meta o el propósito de la vida se desconoce, ésta se puede volver muy difícil. Las relaciones entre marido y mujer no se pueden reforzar tan sólo en lo referente a las relaciones sexuales. El entendimiento ha de crecer poco a poco. Los cónyuges pueden muy bien convivir sin problemas de importancia, si ambos son personas espirituales. Esta espiritualidad es la que une el matrimonio, nada mundano podría cimentar mejor esta unión. Evidentemente ha de haber metas mundanas, metas que permitan al individuo crecer, pero también se ha de saber que la vida tiene un propósito mayor y la pareja necesita Trabajar en esta dirección.

Marido y mujer han de aprender a ser menos egoístas. El propósito de un hogar no es irradiar egoísmo, muy al contrario, el propósito último de un hogar es irradiar amor. Si hay egoísmo ¿qué puede significar la palabra amor? Si queréis de verdad amar a alguien, entonces tenéis que saber cómo sacrificar hasta vuestras propias necesidades. Si aprendéis cómo vivir sin egoísmo, entonces podréis alcanzar ese estado de felicidad que se alcanza en *Samadhi*. Podréis llegar a este estado en vuestro hogar, a base de disfrutar de la vida, de conocer el propósito de la misma y de vivirla como un acto de adoración.

El sexo no puede ser un medio de Iluminación, excepto a través del camino del Tantra, en el cual uno se percata de dos fuerzas – los principios masculino y femenino- –, entonces el sexo se convierte en un acto entre dos principios y no entre un hombre y una mujer. Tantra es un medio de transformar el acto sexual en un acto de adoración. Por desgracia, no se suele entender el Tantra. En occidente, Tantra significa sexo, pero no es así. El sexo no debería convertirse en un obstáculo en vuestras vidas. Hay Escrituras dedicadas a este tema. Este proceso que para vosotros significa dificultad, obstáculo y crea una barrera, puede cambiar y este obstáculo desaparecer, usando el sexo como adoración. Entonces se convierte en un medio.

Cuando el sexo es parte de una veneración, la lascivia desaparece. En este punto el marido y la esposa ya no se consideran como hombre y mujer, sino que se reverencian mutuamente como los principios masculino y femenino que son. Ninguno es superior, ninguno es inferior.

El impulso sexual ha de ser estudiado y entendido. Tanto la comida como el sexo son necesidades biológicas esenciales. La comida es una necesidad del cuerpo, el sexo es una necesidad de la mente. Si no está en la mente, no hay acto sexual. Mientras que el sueño es una necesidad tanto de la mente como del cuerpo. La comida afecta primero al cuerpo y luego a la mente. El sueño afecta inicialmente a la mente y luego al cuerpo. Al igual que el sueño, el sexo afecta primero a la mente y posteriormente al cuerpo. Por ejemplo, si uno se duerme y sueña que está haciendo el acto sexual y a continuación se despierta, no podrá tener relaciones sexuales de inmediato. Con la comida no ocurre lo mismo: Si uno sueña que come algo excelente, porque tiene hambre, y en ese momento se despierta, seguirá con la misma sensación de hambre. El sexo se puede satisfacer en el sueño, pero no así la necesidad de comer. El instinto de comer funciona del cuerpo a la mente, mientras que el instinto del sexo funciona de la mente al cuerpo, a través de las emociones. Uno va de fuera a dentro, el otro de dentro hacia fuera. Ambos en el sueño tienen orígenes distintos. Cuando intentéis interpretar vuestros sueños a base entender su origen, será más fácil. En este contexto, interpretar el sueño puede ser útil, pero primero hay que entender el origen de las emociones.

El instinto sexual es muy potente porque involucra a dos personas, pero este instinto no es el más fuerte. Cuando es cuestión de vida o muerte, el ser humano elige protegerse de la muerte y deja el sexo a un lado. Éste es el instinto más potente: el instinto de auto-preservación.

No entendéis porqué tenéis miedo todo el tiempo, y es que esos miedos provienen de un único punto: la auto-preservación. Todo el mundo tiene el sentido de la auto-preservación, ésta es la causa de la existencia del miedo en el ser humano.

Si estáis bajo la presión de todos estos miedos ¿cómo podréis disfrutar de la vida? Cuando se actúa de forma exagerada bajo esta presión, es signo de demencia. De forma consciente o inconsciente el ser humano intenta protegerse de algún modo de lo que no está dentro de su capacidad física. Este instinto primario dirige vuestra mente tan sólo hacia vosotros mismos, haciéndoos sentir inseguros y asustados, y ello os hace olvidar a los demás. Ignoráis a los demás y os ocupáis de vosotros mismos exclusivamente. En ese momento hay una buena pregunta que hacerse, ¿de qué tengo miedo?

Podemos dividir todos los miedos en dos categorías: miedo a no conseguir lo que uno quiere, o miedo a perder lo que uno ya tiene. Tenéis miedo e intentáis protegeros sin entender lo que estáis haciendo. Todos estos miedos provienen de pensamientos del tipo: "puedo perder, puedo morir, puedo no obtener lo que quiero, ¿qué me va ocurrir mañana, dentro de dos años, cuando sea viejo?, ¿y si pierdo la cabeza?" Os identificáis con lo peor de lo conocido: "¿qué pasará si tengo un accidente? ¿si mi mujer me deja? ¿si mi práctica no florece? ¿si la economía se hunde? ¿si el mundo entero se destruye?" En el momento en que obtenéis lo que queréis, tenéis miedo a perderlo, y miedo a no recuperarlo. Todo este proceso negativo de pensamiento sigue y sigue. ¿Por qué no preguntarse: "¿qué va a ocurrir si mantengo la salud, si soy rico, si soy generoso?"? ¿Por qué no pensar así?

Miedos, miedos, miedos por todas partes, y la causa de estos miedos no es otra que el instinto de auto-preservación. Éste es un mecanismo diferente a los otros tres.

Es muy peligroso tener miedo y pensar en esos mismos miedos sin examinarlos. El miedo siempre invita al peligro. No lo olvidéis. Cuando tenéis constantemente miedo a algo, no os dais cuenta de que estáis meditando sobre ello y atrayéndolo. Muchas veces pensáis "¿y si tuviera un accidente?" Os estáis preparando para el accidente y éste llegará, es así de sencillo.

Os voy a contar lo que ocurrió una vez, cuando me estaba bañando en el Ganges. Después del baño me fui hacia la orilla y mientras me secaba, miraba al cielo. En ese momento no sabía que había una serpiente

debajo de mí, enroscada justo en la misma
roca en que me había sentado. Pero alguien
gritó: "¡Hey, cuidado! ¡tiene una serpiente
justo a su lado! ¡no se mueva!" En cuanto oí
esto me levanté deprisa y la serpiente se
irguió. Eche a correr y la serpiente me
perseguía, en realidad no era la serpiente la
que me seguía, sino mi propio miedo que
arrastraba a la serpiente. Cuando miraba
hacia atrás, ahí veía a la serpiente.

Siempre había tenido muchísimo miedo a las
serpientes. Había desarrollado esto en mi
mente y me hacía la vida imposible. Llegué a
sufrir mucho por ello.

Recuerdo que cuando tenía unos diecisiete
años, la gente ya solía seguirme allá donde
fuera a meditar. Buscaba una roca en la que
sentarme y antes de empezar a meditar
inspeccionaba los alrededores en busca de
serpientes, a los demás les pedía lo mismo,
que miraran a ver si había serpientes. Mis
estudiantes creían que esto era estar alerta y
no sabían que a veces miraba hasta en mis
bolsillos. Este miedo era tan fuerte que nunca
abría la ventana de la habitación donde
dormía, y por supuesto que revisaba la cama
antes de echarme, incluso los rincones de la
habitación.

Mi maestro sabía de este miedo y un día me
dijo: "Te he enseñado muchas cosas, pero
con eso parece que no hay nada que hacer.
Ven conmigo." Me llevó a un sitio y me indicó
que al día siguiente, temprano por la mañana
empezaríamos una nueva práctica que me
sería muy útil. Le pregunté si a él también le

sería útil. Su respuesta fue clara y sencilla: "Si a ti te es útil, a mí también".

A la mañana siguiente, bien temprano, fui hacía mi maestro. Había un montón de flores y hojas a un lado y me dijo que ese montón no estaba bien ahí, que por favor lo apartara.

Cuando fui a hacerlo, descubrí una cobra encima del montón de hojas. En ese mismo momento grité a mi maestro para avisarle de la presencia de la serpiente, "¡Dios mío, una cobra!" Mi maestro no se alteró y con calma me pidió que le acercara la cobra, que deseaba verla más de cerca. Mi respuesta no fue otra que la de recordarle que ese animal era una serpiente venenosa. "Bueno, ¿y qué?" me contestó mi maestro. Mi asombro no paraba de crecer y mi maestro continuó diciéndome: "No voy a permitir que te haga daño. Debes elegir entre respetar a tu miedo o respetarme a mí"

La serpiente estaba muy, muy cerca de mí, mirándome. ¡Un poco más y mi vida se iba a acabar!

Mi maestro insistía: "Tráemela, por favor". Finalmente me arme de decisión y me acerqué al animal. "¡Tócala!". "Imposible," contesté. Cuando tenía miedo de algo, lo odiaba a causa del mismo miedo.

Mi maestro seguía insistiendo: "¡Tócala!" y otra vez le contesté: "¡Imposible!" Entonces me dijo: "¿Tengo que ordenarte que la toques?... Te he dicho que no te va a ocurrir nada, asumo la responsabilidad. Ha llegado

la hora de dejar este miedo que has creado
en tu mente. Esto no es bueno, hijo mío. Estoy
aquí, contigo. ¿qué es lo que te puede hacer
esta pobre criatura? Necesita tu amor".

La serpiente se acercaba cada vez más a mi
mano, y comenzaba a erguirse. Finalmente
respeté la petición de mi maestro y agarré la
serpiente. Mi maestro me dijo: "siéntate y
ponla en tus rodillas". El miedo seguía
poniendo trabas a realizar las peticiones de
mi maestro.

Entonces él me dijo con suavidad: "Cada
dedo tuyo es potente, se te puede meter en
un ojo. Si te condenas puede ocurrir. Tus
dientes son fuertes, pueden morder tu lengua.
Tu puño es duro, te puede dar un golpe. ¿Por
qué no hacen esto?"

"Porque son parte del mismo cuerpo," fue
mi contestación. Me miró durante un
momento y me dijo: "Entonces, ¿por qué no
te das cuenta de que todas las criaturas son
de un solo Señor?"

En ese momento esta fobia mía, se convirtió
en algo diferente. Y con el tiempo comencé a
coger serpientes, muchas serpientes. "Otra
extravagancia" decía mi maestro, "no
necesitas ser un encantador de serpientes"

Hay un sitio en Bombay donde sacan veneno
de las cobras par hacer suero. Yo solía
agarrar a estas serpientes y la gente se creía
que tenía un mantra especial para
tranquilizarlas. Lo que en realidad ocurría
es que ya no tenía miedo. De esta manera

llegué a conocer cuan potente es la mente, para relacionarse con la gente de forma positiva o negativa. Es decir se puede llegar a crear auténtica animadversión por alguien, con sólo pensar que es un enemigo.

Estáis creando peligro alrededor vuestro si constantemente tenéis miedo y lo proyectáis. No tengáis miedo nunca, y si sentís miedo examinadlo y descubrid el porqué de ese miedo. La mayoría de vuestros miedos se basan en la imaginación. Imagináis algo y luego le tenéis miedo, exista este algo o no. Es pura sugestión. Y no olvidéis que el miedo siempre invita al peligro. Liberaos de esos miedos. Vuestra mente crea el miedo porque se identifica con el objeto de vuestro miedo. Esto os hace ser negativos y tristes y puede llegar a enfermaros. A causa de este fuerte sentido de auto-preservación, os volvéis inseguros, mezquinos y estrechos de mente y de corazón. Se puede disfrutar de la vida en todas las situaciones. Cuando olvidáis esto, caéis en los surcos de vuestros viejos hábitos.

Hasta llegáis a faltar a la honradez a causa de vuestros miedos. Si no tenéis miedo, siempre seréis honrados. Observaos y os daréis cuenta de que en realidad tenéis miedo a lo que otros piensan de vosotros, o a lo que dicen. ¡Esto es sólo un lado! Mirad lo que sentís, pensáis y decís de ellos. Tan sólo si tenéis confianza en vosotros mismos podéis tener confianza en los demás. Si un perro sabe que tenéis miedo de él, os morderá, es así de fácil.

Cuando estaba en un pueblo de veraneo llamado Bhawali en los Himalayas, uno de los generales británicos tenía dos perros, dos Gran Daneses. Durante aquella época, solía hacer una práctica que consistía en descubrir la fragancia sutil que permanecía dormida. Para ello necesitaba flores, así que cada mañana iba al pueblo a coger algunas en un jardín. Tenía trece años y desconocía que aquel jardín donde iba a coger flores pudiera ser de alguien. Una de esas mañanas el general me vio en su jardín y me gritó: "¡he!, éste es mi jardín. No entres o mis perros te morderán o si no, informaré a la policía y te arrestarán". Le dije: "Tan sólo déjeme coger flores y no se preocupe por los perros, sé manejarlos".

Asombrado el general informó a la policía. Pero ésta se portó muy bien conmigo, y los perros durante mi estancia en el jardín ni se inmutaron, me ignoraron. A la mañana siguiente el general soltó a sus perros cuando observó que me acercaba de nuevo al jardín. Cuando estos me vieron empezaron a ladrar y se me acercaron. Tranquilamente les dije: "No hagáis esto ¿qué os he hecho yo? Sólo cojo flores. Estáis obedeciendo al tonto de vuestro amo".

Los perros se callaron. Entonces les acaricié y les demostré que los respetaba. Se recostaron a mis pies y me fui con mis flores.

YOGA LA CIENCIA SAGRADA    105

Después de esto, cuando su amo les llamaba, no le obedecían. El general vino a preguntarme qué es lo que les había hecho a sus perros. Le dije que los perros no ladrarían a no ser que se lo dijera yo.

Al día siguiente me había puesto una denuncia en la policía y una multa de veinticinco mil rupias. La denuncia indicaba que yo era un mago y que había hipnotizado a sus perros, que estos ya no le servían. Yo no había utilizado hipnosis, al menos de forma directa, ni mucho menos conscientemente.

Uno de los oficiales de policía vino por la noche y me dijo que estaba creando problemas, que entrar en propiedades privadas y coger flores era ilegal y que yo lo sabía. Mi respuesta fue que sí, lo sabía, pero quería dar su merecido a ese hombre. El general era un hombre orgulloso y perjudicaba a mucha gente, cada día denunciaba a alguien, sin motivo alguno. Le dije al policía que yo era la persona indicada para poner a ese hombre en su sitio y que así lo iba a hacer.

Hubo un juicio y tuve que declarar. El juez me preguntó: "Swami, ¿ha hipnotizado a los perros?

Le contesté: "No sé hipnotizar perros y no hipnotizo a nadie. Confieso que cojo flores y si por eso he de pagar una multa, la pagaré."

El juez me conocía y anuló la denuncia.

Tengo una sola regla en mi vida y se llama: auto-confianza. Y ésta no se basa en el ego, ni en tener fortuna, familia o amigos. Hagáis lo que hagáis, que sea confiando en ello. Se tiene esta auto-confianza si uno se da cuenta de que el Ser Inmortal está dentro de uno. No tengo auto-confianza en mi cuerpo, sentidos o mente. Tengo confianza en *Atman* –mi alma– y en el Alma Cósmica. La auto-confianza nace cuando vais a la Fuente que es la parte inmortal de vuestra entidad. Nada de aquello que no tiene existencia propia y eterna os puede dar auto-confianza. A medida que vais conociendo la parte inmortal de vosotros mismos, ganáis en confianza y esto va en aumento. Si no os percatáis de la Realidad interior, permaneceréis ignorantes. La auto-confianza significa la confianza en el Verdadero Ser, la fuente misma de la Vida y de la Luz en vosotros.

Tenéis miedo de examinar vuestros miedos. Se han convertido en habituales y son parte de vuestra vida diaria, por lo que nunca os habéis parado a examinarlos, esa es la causa principal de su desarrollo. Debéis tener valor, no es conveniente intentar escapar de ellos, y si lo intentaseis, os traería problemas porque estáis creando un miedo que conlleva inseguridad. Cuando os sentís inseguros, os aisláis. Cuando empezáis a aislaros, creáis fronteras a vuestro alrededor y la comunicación con los demás se hace cada vez más complicada. El miedo puede engendrar una inseguridad permanente y convertirse en una enfermedad. Cuando examinéis toda vuestra vida, llegaréis a saber que es el miedo el que obstaculiza vuestro progreso, que os impide ser felices, y que crea los obstáculos con los que tropezáis.

¿Por qué os habéis casado? Tenéis miedo a vivir solos. La sensación de inseguridad, hace que se busque seguridad en la compañía que se supone será para siempre. Sentís necesidad de apoyaros en alguien, os preocupáis pensando que vuestra pareja os puede dejar, y por eso mismo buscáis tener hijos. Vuestro cónyuge no puede daros suficiente seguridad, así que pensáis que vuestros hijos os la darán. Después pensáis que ya que vuestros hijos no os la dan, esperáis que sean vuestros nietos. Al final os dais cuenta de que nadie os puede dar la seguridad que buscáis. Lo primero y lo más importante es estar libre de miedos.

¿Cómo estar libre de miedos? ¿Cuál es el modo de trascender el miedo? No podréis superar esos miedos si no los reconocéis, si no los estudiáis. Para ello, el primer paso es mirarlos de frente. La mayoría de los miedos no son genuinos, y estudiándolos os dais cuenta de su falta de realidad. Si no los examináis, por ley siguen creciendo. No los dejéis crecer. Si no lo podéis hacer, buscad a alguien que os ayude. Siempre hay que ir al encuentro de los miedos, y nunca dejarlos estar y acampar con libertad en vuestro pensamiento. Cuantos más miedos haya, más semillas de enfermedad se siembran. Cuanto más os observéis, más os entenderéis y más os liberaréis de miedos que son de vuestra propia creación.

Los miedos pueden llegar a dirigir vuestra vida si se lo permitís. Pensad por un momento en vuestra capacidad de abandonar vuestra casa o lo más valioso que tengáis, y luego pensad en el miedo atroz que tenéis a abandonar vuestro cuerpo. Ese miedo a perder el cuerpo está causado por el instinto de auto-preservación. La muerte es un misterio para la mente humana, porque nadie explica lo que significa. Sería muy conveniente que tuvierais una definición correcta de la muerte para poderos liberar de este miedo que está anclado en vuestro corazón y en vuestra mente, en todo lo que a la muerte se refiere. Ésta no viene una y otra vez, con lo que tendríamos varias oportunidades para conocer lo que en verdad es y perder el miedo, la muerte viene una única vez en una encarnación. Si permanecéis todo el tiempo bajo el temor a la muerte, desperdiciáis vuestra energía e inevitablemente ese temor se reforzará. Esto no es útil para vuestro desarrollo. No olvidéis que la muerte es parte de la vida, la vida no es parte de la muerte. La muerte es un hábito del cuerpo. Todo lo que nace tiene que morir. Olvidáis que habéis venido al mundo por un tiempo limitado, que esto es una estancia, una acampada en el largo camino del viaje eterno. Si lo olvidáis y continuáis diciendo: "esto es mío, este cuerpo es mío" os creáis mucho sufrimiento.

Queréis ser felices, pero os creáis problemas. Y no reconocéis que todos estos problemas y conflictos que están en vosotros son auto-creados. No entendéis la relación entre el mundo exterior y el mundo interior. No sabéis cómo crear un puente, cómo entender, cómo conocer lo que os rodea. Todo os afecta tanto interiormente que estáis asustados. Seguro que podéis relacionaros con la gente, sonreír, decir que sois muy felices, pero interiormente sois cobardes y eso implica sufrimiento. El miedo os controla todo el tiempo.

Cualquiera que viva o haya vivido en los Himalayas pierde el miedo, porque tiene que vérselas todo el tiempo con calamidades naturales. Cuando vivía en Uttarkarshi, al fondo de los Himalayas, era muy joven. Vivía en un sitio tranquilo a cuatro millas del pueblo. Todos los aldeanos pensaban que este hombre que vivía solo en la montaña debía ser un gran yogui. Si alguien se mantiene distanciado, la gente piensa que es grande. Pero no es verdad. Mucha gente utiliza este truco para adquirir fama. No era mi caso porque había sido entrenado a estar solo y en quietud. Mucha gente aprende a estar en quietud y se mantiene en soledad. Algunos se retiran porque no pueden soportar la situación en que se encuentran. En realidad ocurren ambos casos. Alejarse y buscar la soledad no siempre es bueno. Sin método y sin meta, la soledad puede paralizar tu vida.

Tres Swamis de la llanura habían oído hablar de mí y se vinieron a las montañas por primera vez. Siempre hay una diferencia entre los Swamis de las llanuras y los de las montañas, estos últimos son muy pobres y no poseen nada. No les importa porque no quieren que su paz quede turbada. Los de las llanuras son como yo ahora, llevan buena ropa, y eso en las montañas no importa. En las montañas no se cortan la barba porque no hay tijeras y no hay necesidad de afeitarse. Te haces la comida tú mismo y la disfrutas y luego estás bien estando solo para meditar, escribir y vivir con la naturaleza. Estos tres Swamis vinieron y dijeron: "Señor, venimos por primera vez ¿Nos puede llevar a Gangotri?" Les contesté: "Estamos en Julio, tiempo de monzón. Hay avalanchas, deslizamientos de barro y crecida del Ganges". Hay tres estaciones en la India: invierno, verano, y lluvia. Cada una significa lo que dice. No hay fluctuación intermedia. En Julio llueve muchísimo.

"¿Tenéis miedo?" Me preguntaron. Mi respuesta fue: "no estoy pensando en mí, sino en vosotros y en lo que os puede ocurrir"

"¿Es que pensáis que vosotros por vivir en la montaña, sois superiores?

"Mirad", les dije: "En la montaña no se va de un lado a otro en la estación de lluvia. Se llama "chaturmasya", y durante tres o cuatro meses nadie se mueve"

Se negaron a escucharme y me forzaron a ir con ellos. El mayor de todos los maestros es la naturaleza. Éramos cuatro y dijeron: "necesitamos dos ponis". "¿Para qué?" Pregunté. "¿Qué vamos a comer?" me contestaron.

Entonces les expliqué: "Si queréis caballos, comida y todas estas cosas, id solos. Conmigo no necesitáis nada de eso, comeremos lo que encontremos: raíces y frutas. Podéis acarrear provisiones para un día, pero lo siento, no voy a acarrear nada. Vamos a tener que subir muchísimo"

Así que se llevaron ghi, azúcar, lentejas y arroz. Les dije que no llevaría nada de eso. "Entonces no tendrás nada" me dijeron.

"No importa, nunca llevo más que mi Kamandlu (cacharro) y un bastón". Además de esto solía llevar una manta. Hice un agujero en el centro de esta manta y les dije: "Vámonos."

No ocurrió nada el primer día. Al llegar la hora del almuerzo, cocieron sus alimentos. Los Swamis no suelen cocinar, ya que consideran que es una pérdida de tiempo. Se lo comenté y añadí que no importaba si no me daban nada. Pero... me dieron algo de comer.

Solíamos andar de diez a quince millas al día. El tercer día tuvimos que cruzar una carretera con riesgo de deslizamiento. Les dije: "Mirad, no es el momento de caminar, en la montaña andaremos por la tarde de tres a seis". Me contestaron que eso no era posible, que debíamos irnos temprano.

La naturaleza siempre pone la fuerza interior de los seres humanos a prueba.

En nuestro camino, hubo una avalancha que nos cortó el paso y otra avalancha nos impidió la vuelta atrás. Estas avalanchas cortaron el fluir del Ganges que se desbordó. Los Swamis me miraban perplejos, sin entender muy bien la situación. Yo les miré y le dije que lo que debíamos hacer era rezar para encontrar comida, no teníamos mucho más que hacer. Estábamos atrapados. La comida que ellos habían traído no la podían usar. A esta situación se unió la del ruido de las avalanchas, éste es como una bomba. La situación se había vuelto límite para ellos y se echaron a llorar.

Con calma les comenté que no era la primera vez que vivía esta situación. Hay que ser pacientes y esperar. Si hemos de vivir, viviremos. Me reprocharon mi conducta ante nuestra situación, porque tenían miedo. Les recordé que les había avisado de la posibilidad de las avalanchas, de que en las montañas sabemos de esa posibilidad y por ello limitábamos nuestras marchas.

Su respuesta era predecible, no hay que olvidar que sentían miedo. "Si vives en la montaña, tendrías que tener poder. Todo el mundo piensa que eres un gran Swami ¿No nos puedes sacar de aquí?"

Les contesté que eso era la naturaleza y que tenían que tener paciencia. Pero mi respuesta no les consoló. No paraban de llorar y de quejarse.

Un ser humano se convierte en la más pobre de las criaturas a causa de sus miedos. Se olvida de Sí Mismo, se olvida de lo Divino. Por mi parte, yo utilizaba la situación para seguir aprendiendo, e intentaba disfrutar de la misma, esta actitud mía acabó por molestarles. Les dije que supusiéramos que nos fuéramos a morir, que miles de gusanos mueren todos los días. Su respuesta fue fácil: "¿acaso somos gusanos?," mi respuesta lo fue igualmente, "sí, en eso es en lo que os habéis convertido a causa de vuestro miedo".

Ese día pensé que no había necesidad de hacerse monje. Tan sólo es importante ser lo que tenemos que ser. Uno de los mensajes de los maestros del Himalaya es la ausencia de miedo. Si no ¿cómo podemos disfrutar de la vida? Los seres humanos han de aprender a disfrutar de todo lo que hacen. Cada gesto puede estar lleno de disfrute. Si se tiene miedo, no se puede hacer nada y menos aún disfrutar de ello. Las religiones no enseñan eso. En nombre de la religión, los predicadores hacen crecer miedos en la mente de la gente. Distorsionan la Enseñanza. Intentad no tener miedo. No se puede entrar en el Reino de los Cielos con miedo.

Es la ignorancia la que crea el miedo. Si entendéis las partes conocidas de la vida y las desconocidas, y la relación entre el cuerpo y la mente, y cómo ambos están relacionados con el alma, entonces llegaréis a saber que hay algo en vosotros, un Centro, donde el miedo no existe. En este Centro únicamente la paz y la bienaventuranza tienen lugar, los miedos no pueden alcanzarlo, se quedan en los niveles mentales. Cuando comencéis a tener atisbos del Centro de donde la Consciencia fluye a diferentes niveles, entonces, ya no sentiréis miedo. Ignorancia y miedo son uno y lo mismo. Si queréis ver cuan ignorantes sois, juntad todos vuestros miedos y ponedlos sobre la mesa, esa es vuestra ignorancia. Cuando no tengáis miedo, entenderéis los misterios de la vida aquí y ahora. Vivir sin miedo es vivir en una alegría perenne. Aprended a experimentar alegría todo el tiempo, pero para ello necesitáis obtener un conocimiento exacto de vuestros miedos.

Estar libre de miedos significa estar libre de sufrimiento. Liberarse de los miedos es lo único que permitirá al ser humano, convertirse en el dueño de los cuatro instintos básicos. Pero para liberarse de esos miedos, debéis tener actitudes correctas: actitudes correctas cuando os vais a dormir, actitudes correctas cuando coméis, actitudes correctas antes y durante el acto sexual, actitudes correctas ante el instinto de auto-preservación. Incluso si sabéis cómo comer, qué clase de comida es sana, cómo tener relaciones sexuales, no os servirá de nada si, mientras practicáis alguna de estas actividades, estáis bajo la presión del miedo, ya que no disfrutaréis de ellas. Venimos al mundo por un tiempo tan corto ¿Para qué desperdiciarlo a base de odiar, dañar, pensar de forma negativa o comportarnos como si tuviéramos todo el peso del mundo sobre nuestros hombros?

Deberíais aprender a disfrutar de cada momento. Hasta los que tienen múltiples cosas, situaciones o personas de las que disfrutar, no lo hacen. Y por otro lado, los que no las tienen, quieren tenerlas. Ambos son infelices. Tener o no tener no es la cuestión. Conocer el arte de disfrutar es la vida real y para eso tenéis que crear la actitud correcta hacia la vida y sobre todo hacia los cuatro instintos básicos: comida, sueño, sexo y auto-preservación, las cuatro fuentes.

Hay dos modos de estudiar esta filosofía y de practicar esta ciencia. Una es la forma monástica (el Camino de la renuncia) y por otro lado tenemos el Camino del mundo, o Camino de la acción. Éste es el Camino de la disciplina. Si lográis entender los cuatro instintos básicos, entonces entenderéis porqué es importante que os disciplinéis. Aprended a disciplinar vuestros hábitos de comer, vuestros hábitos sexuales y vuestros hábitos de dormir. Disciplinaos y no tengáis miedos inútiles. La auto-disciplina os permite percataros de vuestro nivel de energía y de vuestra capacidad. La auto-disciplina os permitirá conocer los instrumentos, el poder, los recursos y los potenciales que tenéis. Pero tened cuidado con los excesos, es igual de malo no hacer, que hacer demasiado.

Tengo un consejo que daros. Sé que no lo vais a aceptar, pero es mi deber dároslo, porque os estoy exponiendo el sistema de Patañjali. Mi consejo es: no hacer nada más allá de vuestra capacidad. Pero fijaros bien, no os digo que "no hagáis", simplemente digo que no hagáis nada que supere vuestras capacidades. La vida no está hecha de prohibiciones. Patañjali nunca dice "no hagáis", lo que nos dice es: "haced lo que sea, bajo control consciente". Tenéis que llegar a tener control completo, así no estaréis afectados. Si exteriormente sois muy religiosos, pero interiormente sólo pensáis en sexo, alcohol y baile, no es bueno. La gente que vive de esta manera sufre y hace sufrir a los demás. Es mejor mirar de cara al deseo y entender lo que es, no conviene tratar de huir. Intentad entenderlo en vez de transformarlo en un tabú. Todos los instintos han de ser entendidos.

En el Camino del Yoga es importante aprender a sublimar, a desviar la energía y a impedir que la mente fluya por los surcos de los hábitos, de los instintos. La auto-disciplina es importantísima para conseguir esta meta, y en este caso significa: "regularse, regular los propios apetitos". Hay muchos métodos de Yoga que pueden ayudaros a regular vuestros apetitos. "Regular" significa: "encontrar vuestras propias capacidades". Es mejor regular que ir a los extremos: supresión o exceso. Cuando hayáis regulado todos vuestros apetitos, y ya no seáis esclavos de ellos, entonces habréis ganado control. Os convertiréis en dueños de estas cosas que, de no ser así, controlarán vuestras vidas. Esta es la diferencia entre un yogui y otra persona.

Cuando Patañjali habla de la mente y de sus modificaciones, incluye los pensamientos, las emociones y los cuatro instintos básicos. Y aunque sólo atendáis a éstos, podréis progresar, y mucho. Hay una técnica para saber cómo dormir y cómo comer. Patañjali no nos dice que no comamos o no durmamos. Si se os ofrece la mejor comida ¿Podéis decir que no queréis degustarla? Si a veces no dormís, ¿podéis seguir sin dormir, diciendo: "Hoy no voy a dormir, dormiré otro día"? ¿Por qué los seres humanos están tan controlados por el sexo? ¿De qué sirve? ¿Os podéis abstener de ello? Abstenerse de ello conscientemente es control.

Estos cuatro instintos básicos son las fuentes de muchas corrientes emocionales Si no están entendidos, no podréis conocer vuestras emociones. Primero tendréis que encontrar el mejor medio de regular vuestros apetitos. De cualquier otra manera, el caos emocional podría llegar a controlar vuestras vidas.

# Sois Ciudadanos de DOS MUNDOS

Sois ciudadanos de dos mundos, vuestro mundo interior y el mundo alrededor vuestro, y habéis de entender a ambos. Son dos mundos completamente diferentes, uno es la Realidad, el otro una proyección. Uno es real, el otro parece real. Tenéis que establecer un puente entre estos dos mundos. No es posible permanecer aislado completamente del entorno, intentando alcanzar la felicidad interior, ni tampoco se puede depender exclusivamente del mundo y de la sociedad para ser feliz. Si no sois felices interiormente, no podéis ser felices exteriormente, no podéis ser felices ni en vuestro hogar, ni en ninguna otra parte. La felicidad no os va a llegar porque cambiéis de casa. Si no sois felices en el mundo, no podréis ser felices tampoco en un monasterio. Esto sólo es huir, escapar. Si os tomáis el Trabajo sobre vosotros mismos con seriedad, no debéis sentiros egocéntricos, creyendo que lo sabéis todo, ni tampoco deprimidos, creyendo que no sabéis nada. Tan sólo Trabajad y estudiaos. Primero estudiad esta parte que es la aparente y luego la que está latente; más tarde podréis estudiar la que está más allá. A veces tenéis la inspiración de estudiar buenos libros y eso os permite daros cuenta de que hay algo más elevado en la vida que lo que hasta ahora habéis alcanzado.

Pero el libro más interesante de estudiar, es el libro de la vida. Otros libros os pueden dar un atisbo, pero la fuente del Conocimiento está dentro de vosotros. Tenéis que acceder a esta fuente que está en la profundidad de vuestra entidad. Pero antes de llegar a esta fuente, hay que pasar por muchas barreras. La primera de estas barreras, es la de las emociones.

Tenéis que entender ambos mundos, el interior y el exterior. El interior es el mundo del pensamiento; el exterior, el de la expresión. Expresáis lo que pensáis y entre estos dos mundos está esta fuerza llamada emoción. Si estudiáis el libro de la vida: cómo funcionan vuestras emociones, cómo sentís, cómo pensáis, entonces entenderéis que las emociones son diferentes de los sentimientos y del proceso de pensar, y que los sentimientos son diferentes de los pensamientos. Debéis manejaros en los tres niveles y aunque las emociones son completamente diferentes del proceso de pensar parecen estar unidos, ya que las emociones no están correctamente entendidas. Todos pensáis y tenéis la capacidad de entender, pero este entendimiento vuestro no es más potente que vuestros sentimientos y emociones. No podéis tener emociones sin sentimientos, ni podéis pensar si no sentís. Así como los pensamientos son importantes, las emociones y los sentimientos son igualmente importantes. Deberíais tener muy claro en vuestra mente todo lo relacionado con vuestras emociones, vuestros sentimientos y vuestros procesos mentales. Son tres mecanismos completamente diferentes.

La emoción es algo muy delicado. Vuestro cuerpo emocional está siendo sacudido continuamente. Como un pez está en el mar, así estamos nosotros en el océano de la vida, el cual está en perpetua agitación. Es muy difícil controlar las emociones, por muy educado que uno sea. ¿Cómo podéis dirigir vuestro cuerpo emocional y controlar vuestras emociones para que sean útiles? Si queréis analizar vuestras emociones, si queréis ser útiles a vosotros mismos y a los demás, habéis de entender la fuente de vuestras emociones, la fuente de vuestros sentimientos y la fuente de vuestros procesos mentales.

Hay dos tipos de emociones: las que provienen de los instintos básicos y las que provienen del mundo exterior, de las sensaciones. La mente consciente recibe sensaciones continuamente. Cuando estas sensaciones son recibidas, son recogidas inmediatamente por vuestro cerebro y por vuestra mente consciente, posteriormente por vuestra mente inconsciente. Las sensaciones que recibís de los objetos del mundo están coloreadas por vuestra mente consciente y vuestro proceso mental. Es como el café: la mente consciente es la cafetera en la cual se pone el café molido, al intervenir el proceso mental, el fuego, sobre la mente consciente, da lugar al café, que no tiene, salvo el color, nada que ver con las partículas marrones con las que llenamos la cafetera. El café que tomamos fue colado en la cafetera, sufrió un proceso de filtrado en la misma y finalmente las partículas iniciales se tiraron. Las impresiones y sensaciones que provienen del mundo exterior, son como esas partículas de café.

Cuando recibís una sensación, si la mente consciente pone su interés en ella y no la rechaza, esta sensación es llevada a la mente inconsciente donde se queda y afecta al resto de impresiones allí guardadas. Cualquier sensación que recibáis tiene que pasar por el filtro de la mente consciente, tras lo cual se proyecta sobre la mente inconsciente, donde se convierte en impresiones. Las emociones son la consecuencia de estas impresiones. Si esta sensación está relacionada con la comida, irá hacia el instinto básico de la comida y allí se quedará, si está relacionada con el sueño, hacia el sueño se dirigirá; con el miedo ocurre igual y lo mismo pasa con el sexo. Las sensaciones que se reciben van al lugar que les corresponde en el inconsciente y se convierten en motivaciones y emociones. Vivís de ellas, las satisfacéis, trabajáis para ellas. Permanecen en el subsconsciente, esperando la oportunidad de expresarse. Cuando llega la oportunidad, estas emociones se vuelven activas y suben a la superficie. Cuando se reciben sensaciones del mundo exterior y después de que se hayan convertido en emociones en la mente inconsciente, se expresan en el mundo exterior y de nuevo se reciben sensaciones como consecuencia de esta expresión. Estas sensaciones vuelven a pasar por el proceso de filtración en la mente consciente y así el ciclo se repite y se repite. Las emociones e impresiones salen a la mente consciente para motivaros a funcionar en el mundo exterior.

El proceso se puede comparar con la acción de tirar guijarros al agua: crean ondas en la superficie y luego se van al fondo y crean una burbuja. Esta burbuja sube y estalla en la superficie. Un guijarro tirado al lago creará tres efectos: las ondas cuando lo tiráis, las que se crean cuando cae y por último las que se generan cuando sube la burbuja del fondo, cuando éste toca suelo. Constantemente estáis tirando guijarros del exterior en el lago que es vuestra mente. El tipo de sensación que recibís en el lago de vuestra mente determinará el tipo de burbuja que surja del fondo y el tipo de olas que se generarán en la superficie. Hay una relación entre la sensación recibida y la impresión creada por esta sensación. Una vez que habéis almacenado la sensación en vuestra mente inconsciente, ésta creará una impresión que es similar en calidad a la impresión original. Cuando vuelve a la superficie, vuelve a formar una impresión similar.

El contacto de los sentidos con los objetos del mundo produce sensaciones y cuando recibís una sensación entonces sentís algo. El sentimiento llega a existir cuando las sensaciones alcanzan el  nivel de los instintos básicos y de las emociones que provienen de ellos, como el ansia, la ira, los celos, el orgullo, el egoísmo, el apego y la codicia. Las emociones son muy potentes, bien lo sabéis, pero los instintos básicos son más fuertes todavía, por ello es importante entenderlos antes de hablar de sentimientos. Los sentimientos dan fuerza a los deseos y a las emociones que provienen de los instintos básicos. Se pueden comparar los sentimientos con un ciego que camina, pero desconoce cual es la dirección que toma. Los sentimientos en su estado primario son muy peligrosos, a menos que consulten a la mente y pasen por un proceso de filtración. Se os puede considerar personas cultas y educadas en la sociedad, pero de repente una sola emoción os trastorna y empezáis a hacer cosas que no se deben hacer. Una única emoción puede trastocar toda vuestra entidad y convertiros en monstruos. Podéis tener una explosión emotiva y dañar o herir a aquellos con los que convivís. Incluso alguien que tenga una mente equilibrada, que es considerado como un intelectual, puede cometer un error muy serio en un ataque emocional. Cuando surge un ataque de este tipo, es muy peligroso perder vuestro Centro. La naturaleza controla los instintos de los animales, pero la naturaleza no controla los instintos animales en los seres humanos, porque estos disponen de una mente. Cuando los seres humanos no preparan su mente para que controle sus emociones, entonces quedan a merced de los instintos básicos y hacen cosas que se llaman crímenes. Cometer crímenes como abusar de niños o violar, es una enfermedad. La gente así necesita tratamiento y entrenamiento para dejar de cometer esos crímenes. Un crimen no es sólo algo que alguien hace, es una enfermedad que requiere tratamiento. Cuando no se permite que los sentimientos y las emociones primarias pasen por el proceso de la Razón, la persona no puede discernir lo correcto de lo incorrecto. Se convierte en un animal e igual que ellos, no piensa. Cuando las emociones y los sentimientos afectan al proceso mental, entonces la persona empieza a cometer crímenes interiormente. Cuando no controláis vuestros sentimientos y emociones y no les permitís pasar por el filtro del proceso mental, permanecen primarios y descontrolados, pudiendo llegar a convertirse en controladores.

Hay tres tipos de acciones, de pensamientos y de emociones. Dependiendo de sí son positivos o negativos, se pueden calificar como moderados, medianos o intensos. Por ejemplo si surge un ataque emocional, agarráis un palo y le dais a alguien, este ataque es una acción intensa. La calificación mediana, por el contrario requiere algún tiempo para elaborarse, significa insistir en pensar negativamente, por ejemplo: el repetiros muchas veces a nivel mental "tal persona es mala, hace esto y hace lo otro" Estáis elaborando esta negatividad en vuestra mente. Por último encontramos los de tipo moderado: miráis como una persona va vestida y fruncís el ceño. Es muy frecuente juzgar a los demás por su aspecto exterior sin más. Fruncir el entrecejo no tiene motivo, sirve tan sólo para tener arrugas, pero así formamos un hábito. Un hábito suave en un principio, puede llegar a convertirse en moderado, luego en fuerte y finalmente puede llegar a ser muy intenso. Podéis quedar atrapados en ese hábito, sin daros cuenta de ello. La más leve impresión que guardéis en vuestra mente inconsciente puede ir creciendo. Cuando crece vuestro interés por esta sensación y vuestros pensamientos y actos asociados con ella se repiten una y otra vez, la impresión crece más y más. Una pequeña impresión de odio hacia alguien puede cobrar fuerza poco a poco y con el tiempo llegar a ser desmesurada. Podéis impedir que las pequeñas impresiones crezcan, a base de daros sugerencias positivas y también teniendo en cuenta vuestra evolución en la vida.

Si seguís almacenando todas las sensaciones del mundo exterior, la vida os resultará una gran carga. La vida, tal cual es, es una carga porque no sabéis cómo manejar las sensaciones que estáis recibiendo todo el tiempo. Aprended a observar vuestras acciones, emociones y pensamientos cuando son moderados, no empecéis cuando sean intensos, ya que a ese nivel la situación está desbocada y no es posible observación alguna. Cuando acciones, emociones o pensamientos se vuelven intensos, os hacen enloquecer, causando múltiples sufrimientos y envolviendo todo en ignorancia.

En la ciudad de Kanpur vi una vez a un hombre morir de repente porque había oído que le había tocado la lotería. Antes de esto, él era una persona sana que hacía ejercicio regularmente, y no tenía problema alguno de corazón. Simplemente había comprado un billete de lotería. Al saber que había ganado una fuerte cantidad, la felicidad le invadió de tal manera que... ¡se murió! ¿Qué clase de felicidad era ésta, que provocó la muerte? Yo no llamaría a eso felicidad, eso era una emoción intensa, demasiado intensa para ese pobre hombre. No pudo controlar la reacción de la emoción.

Necesitáis entender cómo vuestras emociones os crean problemas y cómo los hábitos emocionales pueden convertirse en enfermedad. Enfermedades de distintos orígenes os afectan y no sabéis qué hacer. Hay tan sólo unas pocas enfermedades que sean puramente físicas, como las infecciones. Las enfermedades físicas son sencillas, por graves que puedan ser, pero la mente está involucrada en la mayoría de las enfermedades y por lo tanto éstas son más difíciles de controlar. Muchas de las enfermedades son mentales y son muy serías, aunque por los síntomas no lo parezcan. Estas enfermedades persisten, por mucho que se las trate. Si se elimina uno de los síntomas, surge otro, y así continuamente. Sufrís porque no sabéis pensar correctamente, sufrís a causa de vuestras locuras. No debéis confundir las enfermedades emocionales, con las enfermedades mentales. Las emociones pueden crear enfermedades mentales o de cualquier tipo, pero no son enfermedades mentales, únicamente son su posible causa. La enfermedad emocional es diferente de la mental, la enfermedad mental es diferente de la enfermedad nerviosa, y las enfermedades del cerebro son completamente diferentes de las anteriores.

Con respecto a éstas últimas, no hay mucho que hacer. Cuando ocurren, la mente se vuelve impotente, de modo que no se puede curar este tipo de enfermedades con el control de la mente.

Las enfermedades psicosomáticas provienen del cuerpo emocional. No nacen de forma independiente en el inconsciente. Es cierto que provienen del inconsciente, pero de hecho provienen de las impresiones almacenadas allí por las relaciones que se establecieron con el mundo exterior. Cualquier emoción que os crea problemas y sea una fuente de enfermedad psicosomática, está relacionada con otra persona. Según la ciencia Yoga, todas las emociones tienen su base fuera de vosotros. "Emoción" significa "relación". Si queréis estudiar vuestras emociones, entonces estudiad vuestras relaciones y descubrid qué está equivocado en vuestra manera de relacionaros con lo que sea o con quien sea. Todas vuestras emociones provienen de vuestra manera de relacionaros con los miembros de vuestra familia, con las instituciones educativas, con vuestro entorno... todo ello os afecta constantemente. No hay una sola emoción que sea vuestra, aunque así lo creáis, y además, la mayoría os crean problemas y turban vuestra mente. Significan que no habéis entendido cómo establecer relaciones positivas con el mundo exterior. Cuando logréis dominar los instintos básicos, os veréis libres de estas emociones que provienen de ellos pero no os liberaréis de las que provienen del mundo exterior.

Como ya he comentado, todas las emociones provienen de las sensaciones que se reciben del mundo exterior, o de los cuatro instintos básicos; de cualquiera de los dos tipos de fuente brotan siete corrientes de emociones con muchas ramificaciones. Estas siete corrientes son: "*Kama*" (el ansia de placer y de poder), "*Krodha*" (la ira), "*Moha*" (el orgullo), "*Lobha*" (el apego), "*Muda*" (la codicia), "*Matsarya*" (los celos, la envidia) y "*Ahamkara*" (el egoísmo). Si entendéis estas corrientes, entenderéis vuestras emociones. Si aprendéis a estudiaros a vosotros mismos, entonces seréis de gran utilidad para los demás, porque no perturbaréis a nadie. En vez de intentar "hacer bien" en medio de un estado mental confuso, es mejor no perturbar a los demás, hasta aclarar esa confusión. ¿Cómo hacer esto?, os preguntaréis. Estudiad los orígenes de vuestras emociones, de dónde provienen y así aprended a controlarlas.

# La Raíz Causal de Todas las Emociones es el DESEO

La vida en el mundo exterior es importante, pero la vida en el mundo interior es todavía más importante, porque vuestras acciones, de hecho, son el reflejo de vuestros pensamientos. Y vuestros pensamientos se basan en vuestras emociones y vuestras emociones son virtualmente vuestros deseos. Cuando deseáis algo, este deseo se convierte en la motivación que pone en marcha toda vuestra entidad. Hay que entender bien este principio: "La raíz causal de todas las emociones es el deseo" Hay millones de deseos en la mente y ellos crean pautas de pensamiento. Tenéis un deseo y si no se cumple, entonces surge la ira. La ira proviene del simple hecho de que el deseo no se cumplió. Si se hubiera cumplido, entonces os hubierais vuelto codiciosos, orgullosos y egoístas. El ego es el sentido de yo-idad, pero también el sentido de posesividad que os separa de la totalidad. Os llena de orgullo pensar que poseéis algo, vuestro deseo se ha cumplido y el de otra persona no. El apego es la causa del sufrimiento y no el hecho en sí de tener o de no tener algo. Siempre tenéis miedo de no obtener lo que queréis o de perder lo que tenéis, así que os aferráis a ello. De este exceso de apego a lo que sea, nacen los celos.

Son siete las corrientes principales de las emociones y éstas a su vez tienen como fuente los cuatro instintos básicos. Podéis llegar a seros muy útiles a vosotros mismos a base de observar minuciosamente vuestras emociones y de dónde provienen.

Supongamos, por ejemplo, que estáis enfadados porque os sentís frustrados sexualmente o porque no habéis podido comer lo que queríais. Estas dos situaciones dan lugar a la ira, pero tendrán dos efectos muy diferentes. La primera incidirá más en el mundo mental, mientras que la segunda, producirá efectos más bien físicos. Otro ejemplo: si un niño comete un error que le daña, entonces vuestro comportamiento como padres, con intención de disciplinarle o enseñarle, es decirle: "no hagas esto". Bien, esto no es ira. Le amáis y vuestra intención es ayudarle enseñándole, así que pretendéis estar enfadados para causar mayor impresión al niño, pero vuestra ira está bajo control. Esta clase de ira es beneficiosa. Pero si perdéis los estribos y pegáis al niño con rabia, entonces esa ira es dañina, sobre todo para vosotros. Cuando os enfadáis, vuestra presión arterial sube y vuestro sistema nervioso se debilita.

Mi profesor de Kung-fu era muy mayor, tenía más de noventa años. La verdad es que nunca supe exactamente su edad, porque cuando se lo preguntaba, siempre me respondía: "No tengo edad, estoy más allá de la edad, ¿para qué preguntas?"

La práctica era el objeto de su enseñanza. La práctica significa experiencia y la experiencia significa dejar que la experiencia te guíe. Veamos esto un poco mejor. Si yo he sido grosero con alguien, tengo la experiencia de que eso no es bueno, entonces debería dejar que esta experiencia me guíe cada vez que se vaya a repetir mi tendencia a ser grosero. Cuando sabéis algo, os queda aprender a practicarlo. Para eso hay que dejar que la experiencia pasada surja, llegue a la superficie consciente y muestre un posible camino o por el contrario desaconseje el camino que se tenía intención de emprender. Por ejemplo, por la mañana el maestro nos enseñaba a no enfadarnos, pero por la tarde no nos decía nada, y nos enfadábamos. Hacía ciertas cosas que no nos gustaban y ello provocaba nuestro enfado. A él evidentemente no le pasaba nada, sonreía y nos decía: "Esta mañana os enseñé a no enfadaros, no hace tanto tiempo de esta enseñanza. Después de tan sólo unas pocas horas ya os habéis olvidado de ello. Tiene que haber algo débil en vosotros o en mí. Sólo puede haber dos causas, o yo no enseño bien, o vosotros no practicáis correctamente. Considerad quién está en lo cierto y quién está equivocado".

A veces decís que habéis controlado vuestra ira, pero también puede permanecer en forma latente. Una gran parte de vuestra personalidad permanece sumergida en el inconsciente. La ira es un deseo particular en una forma modificada. Si no se cumple el deseo, surge la ira. Constantemente estáis alimentando vuestro ego, de ahí viene la ira, pero a pesar de ello intentáis esconderla,tratando de suprimir algo en vuestro corazón y en vuestra mente. Mantenéis esa ira dentro de vosotros, pero hacia fuera sonreís. Lo único que hacéis de esa manera, es mostrar vuestro mejor lado, escondiendo el que consideráis peor.

Es muy normal entre todos vosotros ser corteses con los amigos cuando vienen y por ello os llamáis civilizados. Igualmente os hacéis muchas promesas el día de vuestra boda y esas promesas os las creéis. Pero después de algún tiempo soltáis toda vuestra ira sobre esa persona que os creyó, toda la ira que habéis retenido en presencia de aquellas personas que os la habrían devuelto con la misma moneda. Siempre se espera de la pareja comprensión ante esa ira. Pero al día siguiente se sigue soltando la ira que no se había manifestado el día anterior. Esta situación provoca una actitud defensiva en la pareja, y esta actitud defensiva, esta falta de confianza, lleva al dolor y fácilmente después al enfado y a su consecuencia: más ira.

Si entendéis las fuentes de las emociones, podéis fácilmente entender cualquier problema emocional, por muy oculto que esté y al conocerlo no os perturbará. Una persona perturbada es una persona débil, no está en su equilibrio interior. Si alguien os perturba, entonces ha logrado que seáis más débiles que él. No es bueno que os perturbéis porque otra persona esté perturbada, ya que su enfermedad, su debilidad, os afectará. Una persona así puede llegar a controlaros sin que os deis cuenta. Cuando la mente consciente está gobernada por emociones negativas, fantasías y problemas que van y vienen, entonces habéis perdido el control sobre ella. Tomad el sano hábito de deciros siempre, "pase lo que pase, no voy a permitir que mi mente se trastorne". De esta manera contribuís a la construcción de *Sankalpa shakti*. Si un hipnotizador utiliza la sugestión, a eso se le llama hipnosis, cuando un yogui utiliza la auto sugestión, se llama *Sankalpa shakti*.

Si la mente está turbada, deprimida o agitada por emociones, no puede estar alegre. El mayor médico de vuestra vida es la alegría. Si queréis disfrutar de buena salud, tened como amiga a la alegría, será una perfecta compañera. Sed conscientes de las situaciones que vivís, y descubrid cómo no tiene sentido la depresión que es debida  a procesos mentales, ya que no sois en absoluto esos procesos mentales. Sed inteligentes y no permitáis que vuestros pensamientos influyan en vuestro estado interior. Apoyaos en la alegría, es fiel compañera cuando se quiere su compañía.

Una vez estaba hablando a un gran grupo de gente en Hamburgo y les conté un largo chiste. Tenía a mi lado un muy buen intérprete. El chiste era largo y yo tardé unos minutos en terminarlo. Cuando miré al intérprete, éste empezó a traducirlo y lo contó en unos segundos. Cuando terminó todos los oyentes casi se caen de su silla de la risa generalizada que les entró. Pensé que había perdido mi tiempo aprendiendo a hablar inglés, sanskrito y otros cuantos idiomas, tenía que haber aprendido alemán. Después de la conferencia me acerqué al intérprete y le pregunté cómo era posible que hubiera traducido el chiste que me costó unos minutos, en tan pocos segundos. Me miró en silencio por un momento y después de forma pausada me dijo: "Les dije que el conferenciante había contado un chiste largo y que por favor se rieran".

Todos deberíamos mantener este sentido del humor. Reíos con los miembros de vuestra familia, con vuestros hijos, con vuestros amigos. Cuando uno se ríe, está feliz.

Sonreír debería ser natural, sería bueno decidir que, pase lo que pase, vamos a mantener ésta actitud alegre. El mayor don que un ser humano tiene, además de su vida, es su alegría, su capacidad para sonreír, su capacidad de reír. Poca gente sabe reírse. Aunque la sociedad haya decidido que se debe acoger a alguien con una sonrisa, pocos son los que sonríen de verdad. Es un deber que tenéis que recordar, aunque no os venga de dentro, que es la forma natural en la que debería funcionar. Si una pareja no se ríe, pero sus amigos sí les hacen reír, no es buena señal.

Os voy a contar una historia verídica. Una vez Charlie Chaplin fue a ver una vidente y le preguntó si había algún medio de obtener alegría y felicidad. La contestación del vidente fue la siguiente: "Hay un hombre llamado Charlie Chaplin, vaya a verle una vez por semana y entonces le será fácil reír y sonreír". Después de un silencio Chaplin le contestó: "ese desgraciado soy yo".

Reírse para los demás es fácil, pero estar sonriente requiere entendimiento interior. Lo que falta es la base misma de la felicidad. Si veis la misma Realidad en vuestra pareja que en vosotros mismos, entonces vuestra risa y sonrisa serán genuinas. Si lográis ver esta Realidad, no desperdiciéis la oportunidad, intentad verla en vuestros parientes, en vuestros amigos, pues esa Realidad es la misma en todos. Si no podéis ver a Dios dentro de vosotros mismos, entonces ¿Qué clase de Dios andáis buscando en la iglesia? La vida y las relaciones han de ser reverenciales, son algo extremadamente grande y hermoso. La mismísima Verdad que está en vosotros, está en los demás, ésta es la actitud que suele faltar en las relaciones humanas.

Esa inseguridad que sentís, al no poder encontrar esa Realidad en vosotros mismos, intentáis sustituirla con la posesión de objetos materiales. Cuantas más cosas tenéis, más orgullosos os sentís, pero también más inseguros, pues en verdad sabéis que habéis buscado... y no habéis encontrado. Entonces, ¿dónde está el remedio? Ese falso orgullo, no os puede ayudar. Las paredes de vuestras casas sólo os protegen del calor y del frío, nada más. Seguís igual, en el mismo punto de búsqueda. Y desde luego no podéis esperar mucho más de ellas, por gruesas que sean y construidas con los mejores materiales, siempre servirán para protegeros del calor y del frío, nada más. Ese falso orgullo tiene un origen, y debéis buscarlo en el apego que habéis ido creando hacia las cosas que poseéis. Ese falso orgullo está frenando vuestro desarrollo sin que pongáis remedio alguno, ya que os ata a los objetos y no os permite seguir vuestro camino de búsqueda y de evolución.

Como estáis viendo, el padre de todos los problemas es el apego. De hecho, las cosas no son vuestras, pero decís que sí lo son. En vez de hacer de ellas un medio para la Liberación, os apegáis a ellas. Considerad este apego que estáis fomentando: en realidad no es más que una expresión de lascivia. Estáis apegados a algo a causa de vuestro egoísmo, el egoísmo no considera los objetos como simples herramientas que os permiten desarrollaros, sino que les da un valor y por ese valor medís el objeto y en función del mismo os apegáis más o menos a él. Por ejemplo, ahora mismo estoy necesitando este micrófono, pero conozco mi verdadera relación con él, es una relación de uso, de utilización, por lo tanto no voy a experimentar ningún sufrimiento si lo cambian y lo sustituyen por otro. Al terminar las conferencias, me iré y no sentiré ningún dolor. Por el contrario si creyera que lo poseo, me apegaría a él, entonces sería una fuente de preocupación. Esta relación podría llegar a darse y tan sólo es un micrófono, así que imaginaos esto mismo con objetos que consideramos más importantes. Recordad siempre que podéis tener todas las cosas del mundo, pero ved la relación que establecéis con ellas con la distancia necesaria, y no os apegaréis a ellas.

Al apegaros a objetos sensuales, creéis que estáis enamorados. Sentís apego por las cosas de este mundo y de hecho estáis enamorados de vosotros mismos. Pero el amor es algo muy distinto al apego. En el apego queréis tener, mientras que en el amor queréis dar. En el amor, dais sin apego ni esclavitud. El "no-apego" significa "amor", el "apego" significa "esclavitud". En esta esclavitud, hay mucho sufrimiento. En el amor dejáis el egoísmo a un lado y sois felices. Es entonces cuando descubrís que la libertad es amor y que el amor es libertad Cuando aprendáis a amar los medios que os llevan a la Iluminación, entonces y sólo entonces seréis libres. Aprended a amar a base de no estar apegados a las cosas que poseéis, y practicando el método de utilizarlas únicamente como medios para alcanzar vuestra meta. Cuando amáis, no tenéis ni egoísmo, ni apego. Podéis vivir muy bien a base de utilizar las cosas que tenéis, de amar a todos y de no excluir a nadie. El amor es una manifestación de la Iluminación.

Los celos, la envidia, al igual que el apego, os debilitan, y surgen simplemente porque otra persona tiene algo. Los celos no sólo os debilitan, sino que os empobrecen, ya que herís los potenciales que hay en vosotros. No encontráis dentro de vosotros la fuerza para dejar estos sentimientos y esto os empobrece. Los celos pueden llegar a debilitaros tanto que os hagan caer en el pozo de la locura.

Todos sufrís a causa de vuestro ego. Vivís dentro de las fronteras estrechas que el ego marca y en esta contracción, en esta falta de espacio, no se vive cómodo ni feliz. Cuanto más luchéis, cuantos más problemas tengáis con vuestro ego, más reducido será el espacio. Debéis conocer a vuestro ego, no para luchar con él, sino para serviros de él, debéis aprender a utilizarlo, de tal modo que no perdáis contacto con vuestro propio y verdadero Ser, el Centro de Consciencia, y evidentemente tampoco con el mundo exterior tal cual es. Si no aprendéis a relacionaros con vuestro ego, no podréis comunicaros con los demás, ni podréis beneficiaros de vuestra Luz interior. Así, no es posible el crecimiento, ni el desarrollo. Sin embargo, el ego puede ser un instrumento muy útil cuando se le conoce. Hay que aprender a utilizarlo como se utilizan los zapatos, hasta que se desgastan. Pero en vez de esto, estáis continuamente alimentando a vuestro ego. Es como comprar un coche, limpiarlo bien todos lo días, e ir añadiéndole piezas nuevas, pero dejarlo siempre metido en el garaje. Poco a poco se irá llenando el garaje y no lo habréis utilizado para lo que fue diseñado: para llevaros de un sitio a otro. El ego está hecho para ser utilizado, no sería posible vivir si no se tuviera ego. Pero hay que saber cómo utilizarlo, para que no sea él quien dirija nuestro camino. Poco a poco hay que ir transformándolo hasta convertirlo en un medio, que es para lo que fue creado.

Vivir para el propio ego, llega a convertirse en una enfermedad. Cuando dice: "todo me pertenece", algo va mal. En esa situación, el ego ya no es un medio, ahora es un enemigo que impide crecer. Este tipo de situaciones es muy habitual, pero lo más importante es no considerarla como incambiable. El ego siempre puede ser purificado, pulido y transformado en un medio, pues esa es su función original. Siempre que actuéis sin egoísmo estaréis utilizando al ego, y de forma paralela le estaréis recordando que este cuerpo y esta mente no le pertenecen, que son medios y que él es un medio más. Si se desea vivir feliz y con alegría, no hay lugar para un ego débil. No se debe olvidar nunca que el ego tiene una única función, muy importante desde luego, pero una única función, que es la de cumplir vuestros deberes diarios a través de vuestros pensamientos, palabras y acciones. Sin daros cuenta, de la mañana a la noche utilizáis la palabra "yo, yo, yo ...". Ésta es la palabra más utilizada en el mundo y Aquello que no se conoce nunca, para definirlo también utilizamos la palabra "yo". Pensad en lo absurdo de esta situación, no conocéis vuestro "Yo" y sin embargo no paráis de utilizarlo todo el día. Si realmente conocierais al verdadero "Yo", que está más allá de cuerpo, sentidos y mente, nada os sería imposible y desde luego no haría falta recordarle continuamente, ni a los demás ni a vosotros mismos.

Si constantemente os identificáis con vuestro cuerpo y vuestros patrones de pensamientos, entonces hay identificación y hay sufrimiento. Si pensáis "yo soy mi cuerpo", entonces sufriréis porque el cuerpo está sujeto a cambios, a deterioro y a la muerte y hagamos lo que hagamos siempre será así. Si por el contrario entendéis y os identificáis con este "Yo" verdadero que es la Luz en la lámpara de la Vida, entonces no sentiréis nunca miedo alguno, no habrá sitio para ello en vuestra vida.

La mente está muy cerca del alma y utiliza su poder. Al igual que si se coloca la punta de una barra de hierro en el fuego, en la otra punta se notará el calor trasmitido a lo largo de la barra, la mente podría sentir el calor del alma, pero no lo hace. Y esto es debido a que utiliza este calor de forma incorrecta a causa de los hábitos negativos. Tenéis que aprender a seros más útiles y a purificar vuestra mente para que se dé cuenta de que su poder es el Poder del alma. Entonces experimentaréis libertad, os sentiréis libres de los problemas causados por el ego. Pero mientras, estáis siempre intentando satisfacer vuestro ego. Todas vuestras adoraciones, todo lo que llamáis amores en la vida, son tan sólo alimento para vuestro ego, y no para vuestro Espíritu. Hasta ahora cualquier decisión que tomáis es para vuestra propia conveniencia, amáis a vuestra pareja porque os ama, de no ser así no la amaríais. Esto es apego, identificación con una persona. Observad cómo dejáis de ser egoístas en cuanto os ponéis a servir a los demás con sinceridad. El problema es que rara vez se sirve sin una razón egoísta detrás, una razón oculta. Si se logra no actuar así, entonces sí, puede ser un acto de servicio verdadero y entonces vuestro ego no se enorgullece de ello.

Actuar sin egoísmo significa: estar encantado de hacer algo por alguien, sin esperar nada a cambio. El mundo tiene poco que daros y tenéis demasiadas expectativas de él. El mundo es un espejo, no esperéis mucho de un espejo, tan sólo os dará lo que tenga delante: el reflejo de vosotros mismos. Todo aquello que podéis perfectamente obtener de vosotros mismos, lo esperáis de los demás y lo que podéis recibir de los demás, lo esperáis de vosotros mismos. Esto es lo que ocurre con las relaciones. Cada miembro de una relación familiar, por ejemplo, espera demasiado de los demás miembros. Nadie tiene la capacidad de cumplir con las expectativas que cada uno de los otros miembros vuelca sobre él, de modo que es mejor no esperar nada y vivir feliz. Generalmente se espera demasiado de los demás, pero luego no se está preparado para recibirlo, eso lo podéis ver fácilmente en una escuela, siempre se espera más del profesor, pero luego no se escucha todo lo que dice. La actitud inteligente es la de no esperar nada, no tener expectativas ante nada y tan sólo actuar; entonces se disfruta muchísimo más de la vida.

El mundo entero está movido por el ego. La gente adora su ego y dice adorar a Dios. ¿Tiene lógica alguna? Cuándo rezáis ¿a quién rezáis? A vuestro ego. Y ¿para quién rezáis? Para vuestro ego. Esto mismo lo podemos extender a otras muchas actividades, ¿por qué coméis? Para vuestro ego. Siempre decís: "yo hago esto o hago lo otro" Todo el santo día reforzáis vuestro ego y es él quien os ha separado de la totalidad, esa es su función. Cuando el ego no se da cuenta de otra existencia más elevada, se vuelve más y más grande, lo que en realidad significa ser más y más débil, ya que se extralimita en su función, no cumple con ella. Cuando no sois conscientes de la Realidad, creéis que el yo es la realidad. Esto lo hace el ego. Os separa de la totalidad y no os ayuda a ir más allá. Os permite algún relámpago de Conocimiento, pero sólo dentro de las fronteras que él marca.

El ego tiene dos lados: uno inferior y otro superior. En cuanto os ayuda a ir más allá, es el lado que se considera superior. Mientras que el lado que se considera inferior, es el encargado de construir la frontera, de marcar los límites, no permite niveles más altos de Consciencia. Podéis fácilmente entender cómo estáis separados de la totalidad, el ego os ayuda a ello, esa es su función.

Si os sentís separados, no podéis hacer nada, pero podéis hacer algo y es: transformar vuestra personalidad ¿quiere decir esto que Dios no ha tenido nada que ver en vuestra creación? ¿Estáis creados por Dios, tal cual sois o podéis cambiar y transformar vuestra personalidad? Hay algo equivocado en vuestro entendimiento, no veis la solución porque la mente es una regla demasiado pequeña para medir todo el universo. Cuando la mente no puede daros una solución, el remedio es ir más allá. Pero para poder dar este paso, ir más allá, debemos rendir al ego, y ésta no es tarea fácil. No se trata de rendir al ego ante los demás seres humanos, muy lejos de ello. Se trata de lograr limitarlo a sus funciones, ni más ni menos: dejar que el ego haga aquello para lo que desde un principio fue diseñado. No podréis tener fe o rendir a vuestro ego a menos que entendáis la Realidad de lo Desconocido. El ego se puede rendir ante la Verdad, ante el Centro de Consciencia. Hacer esto significa aceptar una Realidad superior. Y que el ego se rinda, no quiere decir ni mucho menos que renunciáis a él, seguirá siendo necesario para ayudaros a relacionaros con el mundo exterior. Rendir al ego significa ser todo el tiempo consciente de la Realidad que está dentro de vosotros. Entonces ya no estaréis separados de la totalidad. Es muy importante que entendáis que si el ego os puede separar de la totalidad, también os puede conectar a la misma, si le entrenáis correctamente y sois conscientes de la Realidad. Sin problemas de ego, no hay emoción negativa que os inquiete, ni hay deseo de posesión de nada. Cuando aprendáis a expandir vuestro ego individual hacia la Consciencia Infinita, entonces se convertirá en el instrumento adecuado para que podáis percataros de la Realidad que hay más allá de vuestras fronteras habituales. Entonces podréis decir: "Soy Tuyo y eres Mío. Reconozco que no tengo existencia fuera de Ti"

En el *Ramáyana*, cuando Hanuman atravesó el océano y volvió, Rama le preguntó: "Hanuman ¿cómo has cruzado el océano? Esto nadie lo puede hacer" Hanuman le contestó: "Salté", todo el mundo creyó que era egoísta y orgulloso, pero él añadió: "Es tu grandeza que me permitió hacerlo".

El ego no debería estar envuelto en orgullo sino en rendición. Esa es la razón por la cual los yoguis hablan de rendir al ego. Rendir significa: "Darse cuenta de la Realidad": que el ego sepa que es sólo un agente y no el dueño y señor. Cuando dejáis que vuestro ego sea vuestro dueño, desaparecéis. El ego contrae vuestra personalidad y la separa, no os deja crecer, ni fusionaros en la Realidad. Por eso, el camino más corto en pos de la meta, es rendir al ego, entonces habréis llegado.

Cuando tenía unos dieciocho o diecinueve años, pensaba que no necesitaba más práctica, que era perfecto, que no necesitaba ni profesor, ni más estudios. Mi Maestro me lo había enseñando todo y ya lo sabía. No había ningún Swami más perfecto que yo en toda la India. Cuando le conté esto a mi Maestro, él me miró y me dijo: "¿Qué te ha pasado? ¿Te has drogado? ¿Qué quiere decir esto?" Yo le miraba fijamente y le contesté que era la pura verdad.

Tres o cuatro días después me dijo: "Te voy a dar una práctica ahora. Creo que no has aprendido nada en todo este tiempo. Has de matar a tus cuatro enemigos".

Sorprendido, le dije: "Me enseñas la no violencia y ahora me pides que mate"

Él dijo: "No. Esto no es lo mismo. Recuerda cuatro cosas. Primero, *Kama* significa ansia de placer y de poder. El deseo egoísta es la fuente de todos los problemas. Ten anhelo de encontrar el mundo Divino y deja de querer cosas para ti. Segundo, te enfadas. Lo hago todo para ti y tú no haces nada y sin embargo te enfadas conmigo. La ira significa ansia insatisfecha. Tienes un deseo y soy un obstáculo, entonces te enfadas. Luego viene el orgullo ¿qué tienes que puedas enorgullecerte de ello?"

En ese momento le interrumpí y contesté:
"Soy guapo, sano y joven". "Y te
enorgulleces de ello" me respondió y se echó
a reír.

"¿Has estudiado historia?, bien, pues dime
¿qué pasó con tales y tales valientes
guerreros? ¿Dónde están hoy? La gente les
hizo una tumba, bien, ¿dónde están esas
tumbas? Ve a buscarlas, encontrarás burros
pastando alrededor. No queda nada de tales
héroes. Y te enorgulleces, pero ¿tú, qué
tienes? ¿De qué estás tan orgulloso? ¿A caso
puedes crear otro pequeño Bhole? (Solía
llamarme Bhole.)

Mi respuesta fue que no, que evidentemente
no podía. Entonces siguió: "Descubre qué es
eso que has hecho y ganado, qué tienes y
posees"

Me hizo entender que no tenía nada de que
enorgullecerme.

Continuó diciéndome: "*Moha*, el apego, éste
es otro. Le tienes apego a tu cuerpo, aunque
no es tuyo. Te crees el poseedor, el dueño del
mismo. Dices: "soy esto, soy lo otro" ¿cómo
puedes pensar que éste cuerpo es tuyo? ¿Es
que puedes crear otro igual? Te dije que
anduvieras recto, pero en vez de eso te
pavoneas, no era ese el propósito de mis
enseñanzas. Estás alimentando tu ego.
Tienes miedo de no alcanzar lo que quieres
o de perder lo que crees que tienes. A causa
de este miedo vas a hacer tonterías. Así que
mata todo esto y luego vuelve a verme. Te
doy seis meses porque ya eres mayor y has

de aprender a enseñar a otros. Hasta hoy no has hecho nada".

No pude evitarlo y le contesté que había aprendido a meditar, que podía estar sentado mucho tiempo.

Me contestó: "Ya lo sé. No tengas ansia de placer, ni de poder, no tengas ira, ni orgullo, ni apego. Sigue así dos meses y ve a ver a cuatro Swamis. Recuerda que estás buscando hombres de sabiduría. Deja de proyectarte y de proyectar tus sentimientos".

Aquellos Swamis de los que hablaba eran sus amigos, así que no les dijo que iba a ir a visitarles.

Primero fui a ver a un Swami que era muy famoso por su silencio. Pasara lo que pasara, nunca miraba a nadie. No poseía nada, pero tenía mucho contentamiento. Estaba sentado en un montículo, debajo de un árbol, más abajo había un lago. En ninguna estación del año llevaba puesta ninguna ropa, de modo que su piel era como la de un elefante, estaba preparada para la continua intemperie. Alrededor suyo había vainas de caña de azúcar. Cuando tenía hambre chupaba estas cañas, increíblemente estaba muy gordo. Cuando llegué a su lado, le toqué los pies, como era costumbre. Entonces, él me dio tal patada que me hizo rodar hasta el lago. Esto me enfureció y decidí devolvérsela con creces. Me había olvidado por completo de que tenía que matar a mi ira. En cuanto me acerqué, me dijo: "Se te aconsejó matar a tus cuatro enemigos y todavía no has matado al primero. Tu maestro te habló de no enfardarte. Siéntate, tan sólo te di una patada para examinar tu ira. ¿Por qué te has enfadado? No te he dado ninguna patada a ti, sino a tu ego. Deberías entender esto. Esta patada debería recordarte que no te has despojado de tu ira. ¿Por qué tocaste mis pies y no mi corazón? Si quieres saber el porqué, te lo diré: un hombre de sabiduría hace entrega de la mejor parte de su vida a los pies de loto del Señor. La gente te suele reconocer tan sólo por tu cara. Si has dado tu cabeza al Señor, el mundo nunca te reconocerá. Si te falta la cara, nadie te puede reconocer. Pueden tocar tus pies o tu cuerpo, pero no saben quien eres porque tu cabeza está en otro lugar. Si el mundo no puede reconocer a los que se han entregado al Señor ¿cómo puede el mundo molestarles? La mejor parte de un hombre de sabiduría está a los pies del Señor. Ahora vete"

Me tuve que marchar y lloré porque sentía pena por mí, unos pocos días antes había pensado que era un Swami perfecto, en ese momento me di cuenta de cuan equivocado estaba.

Fui a ver a otro Swami, él sabía que yo iría a verle, así que dejó unas monedas de oro cerca de un manantial en la montaña. Antes de llegar a él, las encontré. En ese instante un pensamiento vino a mi mente, "quiero cogerlas". Así que eso hice, las cogí y me las metí en el bolsillo. Más tarde, otro pensamiento apareció, "estas monedas de oro no son mías, ¿para qué las necesito? Creo que este comportamiento no es el correcto en un Swami", así que las saqué del bolsillo y las volví a dejar en su sitio. Cuando llegué hasta el Swami, éste me puso mala cara. Yo me incliné ante él. Después de un momento me dijo: "¿Por qué has cogido estas monedas? Sigues teniendo codicia. Vete. Este sitio no es para ti". Mi respuesta no se hizo esperar, "Pero si las dejé en su sitio, donde las encontré".

"Sí, lo hiciste, pero primero las cogiste y las guardaste en tu bolsillo, ¿por qué?"

Me examiné a mí mismo y me di cuenta de que seguía teniendo mucho que aprender, acerca de mi mente inconsciente.

# Hay CINCO CATEGORÍAS de Patrones de Pensamiento; Unas son Útiles Yotras son Perturbadoras

Patañjali dice que "hay cinco categorías de patrones de pensamiento o modificaciones de la mente. "*Vrittaya Panchatayya Klishtaklishtah*". Más adelante estas se dividen en dos clases: "*Klishta y aklishta*", aquellas que son útiles y aquellas que son perturbadoras. Estas cinco categorías son: "*pramana*" (el conocimiento correcto), "*viparya*" (el conocimiento equivocado), "*vikalpa*" (la fantasía), "*nidra*" (el sueño), y "*smritayah*" (la memoria). Algunas de estas categorías son útiles, y algunas son una fuente de continua perturbación. Imaginaos lo siguiente: un buen pensamiento llega a vuestra mente "Debería meditar", esto es útil. Luego llega otro pensamiento: "Me apetece más dormir. ¿Para qué meditar?". Entonces hay que discernir qué pensamiento es útil y cual no, cual es una fuente de dispersión y cual es una fuente de progreso.

El conocimiento correcto es aquel que nos ayuda a disipar la oscuridad de la ignorancia, que nos ayuda a ver las cosas como son, en su totalidad. He aquí otra definición: si sólo conocéis una parte de la mente, este no es el conocimiento correcto porque una parte no es el todo. De modo que "conocimiento correcto" significa: "conocer a la mente en su totalidad".

El conocimiento correcto se llama *"pramana"* porque se basa en hechos. Aquello que se mantiene con la ayuda de la evidencia se llama *pramana*. Hay tres clases de *pramanas*: la experiencia directa; el conocimiento que proviene de testimonio o Escrituras; y la inferencia o deducción. Si se ve humo lejos en la montaña, se puede asegurar que hay fuego, porque el humo es una de las evidencias del fuego. Si se sabe algo con la ayuda de uno de estos tres pramanas o evidencias, esto es conocimiento correcto.

Ahora surge la pregunta: ¿Cómo se puede adquirir el conocimiento correcto de cualquier cosa? Cuando experimentáis o percibís algo y ello está confirmado por la autoridad de las Escrituras, esto es *pramana*. En el mundo, el conocimiento correcto es aquel conocimiento que está sostenido por una de las tres evidencias: la experiencia directa (por ejemplo: veo que esto es una pizarra) No hay impedimento a mi percepción, así que lo puedo afirmar. Si no lo puedo probar, si mantengo duda o también si alguien me afirma lo contrario, entonces estudiaré y buscaré síntomas y pruebas. Después de recoger todas las evidencias tendré el conocimiento correcto.

Cuando no podéis ver algo en su forma correcta y no le podéis dar un nombre definido, entonces es conocimiento erróneo o *viparya*. Se trata de este conocimiento que no se basa en nada. Si estoy en el desierto, tengo sed y de pronto veo agua, pero cuando llego no hay agua, esto es conocimiento erróneo. Un espejismo es *viparya*. Hay alguna sustancia en mi mente y sobre esta base, veo agua. El conocimiento distorsionado es *viparya*. Mucha gente no entiende la diferencia entre *viparya* y fantasía. Sabéis el aspecto que tiene una serpiente. Si veis una cuerda en la oscuridad y os creéis que es una serpiente, esto es *viparya*. Se basa en algo, pero no es correcto. La fantasía es otra cosa bien distinta. La fantasía es la creación de una mente ociosa.

Hay muy poca diferencia entre imaginación y fantasía. La imaginación significa tener una imagen en la mente. Si tengo un arpa pequeña, puedo imaginar un arpa mayor. La imaginación también puede ser creativa, entonces ¿cuál es la diferencia? Os daré un ejemplo: "Estoy enfadado con el Señor de los dioses y durante mi enfado me encuentro a una mujer que es estéril. Entonces voy a ver al hijo de la mujer estéril y le pido que luche por mí y se prepara para ello. Cojo el arco y las flechas hechas de cuerno de burro y se las doy. Él se echa a volar, atraviesa todas las galaxias y mata al Señor de los dioses". Esto es todo fantasía, pura creación de la mente y no se relaciona con nada.

No deberíais permitir que vuestra mente divague con fantasías. Si vuestra mente sigue fantaseando formará este hábito. El conocimiento incorrecto y la fantasía son dos productos de una mente ociosa. No tengo tiempo para fantasear, aunque puedo hacerlo, pero tengo demasiado trabajo que hacer, tanto que no sé si lo voy a poder terminar. Si tenéis un gran propósito en vuestra vida, no tendréis tiempo de fantasear. Estas fantasías son los *"vrittis"* de la mente y no son útiles. El sueño y el recuerdo también os pueden dañar, si no tenéis control sobre ellos.

De hecho dormir es uno de los estados de la mente: despertar, soñar y dormir. Patañjali, siendo muy práctico, quiere que entendáis que mientras intentáis controlar las otras modificaciones de la mente, deberíais también poner el sueño bajo vuestro control. Patañjali nos dice que cualquier cosa que haya que controlar en la mente es un *"vritti"* y así ha de ser considerado desde un punto de vista práctico. Nunca se refirió sólo al estado de vigilia. Además todo lo que está envuelto en desidia y pereza es sueño. Cuando estáis profundamente dormidos, os olvidáis de todo y no sois conscientes ni siquiera de que estáis dormidos, porque vuestra mente consciente deja de funcionar. Si estáis fuera del mundo de los hechos y vuestros sentidos, los cuales os ayudan a relacionaros con el mundo, no funcionan, entonces vuestra mente debería funcionar hacia dentro, pero esto no ocurre durante el sueño. Además vuestra mente no se relaciona tampoco con vuestra memoria. Antes de dormiros os sentís soñolientos, vuestra mente consciente empieza a desvanecerse y veis las cosas de forma distorsionada. Una vez quise saber cómo venía el sueño y no me pude dormir. Durante tres días permanecí despierto porque quería vigilar qué ocurre cuando llega el sueño, pero el sueño no vino.

El sueño se puede comparar a la muerte. En Sánscrito se llama *"sahodhari"*, la hermana de la muerte. Así como el sueño nos alivia de muchas presiones, la muerte también nos proporciona descanso. La muerte es un sueño largo y el sueño es una muerte corta. En el sueño dormís ocho horas, en la muerte se duerme cien horas, cien días, cien meses o cien años. La muerte es un largo sueño profundo. Después de dormir, despertáis; la muerte significa dormir sin despertarse. Esta es la diferencia.

Hay cuatro clases de sueño. La primera es el sueño ordinario. Os dormís cansados y os despertáis cansados. El reposo debería suavizar vuestra cara, pero al miraros al espejo veis que no es así y que por lo tanto vuestro sueño no ha sido profundo. Nadie quiere tener un sueño sobresaltado, pero a menudo ocurre. ¿Quién os perturba? una parte de vosotros quiere dormir, pero la otra os perturba.

La segunda clase de sueño es *"swananidra"* (el sueño del perro) Se puede practicar. La forma en que el perro echa un sueñecito es muy interesante. Los perros siempre dormitan; nunca duermen. Este adormilamiento es suficiente porque es tan profundo, que durante este período el cerebro del perro está creando un cien por cien de ondas delta, un signo seguro de sueño profundo. Si hacéis un ruido justo después de que el perro se queda dormido, se despertará y echará un vistazo alrededor. Luego, después de un segundo, volverá a las ondas delta. Los seres humanos no suelen hacer esto, pero pueden practicar este sueño del perro. Es muy útil, se puede hacer diez o veinte veces al día, por un minuto. Así en cuanto tenéis un ratito podéis relajaros y dormir.

La tercera clase de sueño se llama sueño sin sueño, que es meditación profunda o Samadhi. He conocido gente que asegura no dormir nada, no necesitan dormir. Dicen que si se conoce el arte de la relajación, la forma de reposar de verás, no se necesita dormir.

Aunque el sueño no está habitualmente bajo vuestro control, hay una forma voluntaria de dormir gracias a la cual podéis dormiros en cualquier sitio y en cualquier momento que queráis. Esta es la cuarta clase de sueño, *"yoga nidra"*, o sueño consciente y controlado. Cuando os despertáis después del sueño ordinario, decís que habéis disfrutado de un buen sueño porque nada os estorbó. De hecho, como estabais dormidos no sabéis nada más. En *yoga nidra* podéis dormir y sin embargo podéis disfrutar de ello de forma consciente.

El sueño consciente o yoga nidra es la manera más fina de dormir. Solía envidiar a algunos de mis profesores que tan sólo dormían una o dos horas, aunque trabajaban muchísimo. Es posible aprender esta forma de dormir, pero la clave no está en la mente inconsciente. La clave está en la mente consciente. Si lo entendéis de forma correcta, podéis entrar en un estado consciente de sueño y dar a la mente reposo consciente. Esta práctica no requiere mucho tiempo. No es algo tan avanzado que tengáis que ser un Swami o dejar vuestra casa para lograrlo. En *yoga nidra* obtendréis el reposo más completo que el sueño os pueda dar y será bajo vuestro control. Cuando queréis dormir, podéis dormir y cuando no, no. El tiempo de dormir es diferente del de practicar *yoga nidra*. Tenéis el hábito de dormiros a cierta hora. No utilicéis este tiempo para *yoga nidra*, practicad en otro momento. En un mes lo podréis hacer y luego entrenar a otros.

Cuando era joven dije: "voy a practicar a ver si estas Escrituras son falsas. Si es así, les voy a decir que de nada sirve contarnos estas historias y crearnos problemas". Empecé así a aprender el método del sueño consciente. Ahora, si estoy profundamente dormido y hay gente alrededor hablando, aunque sea en hebreo y no entiendo lo que dicen, me puedo acordar de ello. Durante media hora, digáis lo que digáis mientras estoy en sueño consciente, os lo puedo repetir exactamente como lo habéis dicho. Puedo grabar cosas mejor en este estado que en el de vigilia. Me entrené y luego lo hice investigar por científicos

[1] Ver Apéndice A: Sueño

para descubrir cómo educar a otros[1]. La mente tiene
inmensos potenciales.

Alguien que sepa cómo controlar el sueño es un
yogui. Los yoguis practican la técnica de yoga nidra
para ejercer este control. Entran en un estado de
meditación, de forma consciente controlan el
funcionar de la mente consciente y luego entran en
total descanso pero se mantienen plenamente
conscientes. Se dan cuenta de todo lo que ocurre
alrededor suyo. La gente así puede mantenerse
consciente en un nivel inconsciente, cuando a la hora
de la muerte la mente consciente deja de funcionar.
Practican *yoga nidra* mientras dejan el cuerpo para
que la Consciencia no falle. A la hora de la muerte, la
mente consciente falla y la mente inconsciente se
convierte en el vehículo para que el alma viaje a reinos
más sutiles. He visto yoguis dejar su cuerpo mientras
permanecían en un estado plenamente consciente.
Esto que se experimenta en la muerte, ellos lo
experimentan cada día. A base de tener control y
conocer el arte de dormir, pueden controlar hasta esto
que se llama muerte.

En nuestra tradición, lo primero que se enseña
en las cuevas-monasterios es la técnica de la muerte
consciente: cómo dejar el cuerpo y volver. Para un
yogui, dejar el cuerpo es una acción voluntaria. No es
como la muerte en que hay una enfermedad que
perturba y que luego acaba con el cuerpo. Para este
proceso de dejar el cuerpo de forma voluntaria, no se
emplea    la    palabra    muerte.    Lo    llamamos
"*mahaSamadhi*", Maha significa grande. Es algo
voluntario que un yogui puede hacer después de
progresar y de alcanzar el nivel más elevado de
Samadhi. Se trata de aprender cómo morir. La gente
corriente no lo entiende. Construís hospitales para

nacer, pero os llevan al depósito de cadáveres después de la muerte porque no hay otro arreglo. Así como el nacimiento requiere preparación, del mismo modo hay que prepararse para la muerte. Los yoguis que entienden que el cuerpo es como un vestido, se lo quitan en silencio, sin dolor ni problema, cuando ya no es útil. El día en que la humanidad entienda tanto el nacimiento como la muerte, habrá menos sufrimiento.

Había un Swami llamado Vinaya Maharaj que se mantenía en silencio. Era un gran profesor y un hombre muy práctico. Tenía sesenta años cuando le encontré. Iba completamente desnudo hacia los Himalayas. Era invierno, uno de sus dedos estaba en cierta posición y hacía un gesto con él. Venía yo en dirección contraria, le miré y me puse delante de él para pararle. Le saludé y le pregunté: "¿Qué es este gesto que hace?"

Dijo: "Este gesto demuestra que hay un solo Absoluto sin segundo. No es para mí, es para recordarles esto a los demás, como todos los gestos que hacemos".

Sentí amor por esta persona. Dónde sea que anduviera, hacía el mismo gesto. En cuanto se sentaba cerraba los ojos y entraba en profunda meditación. No poseía nada, ni siquiera un cuenco o algo de ropa. Solía andar completamente desnudo al borde del Ganjes. No había nadie allí excepto unos pocos Swamis, de los que viajan y se encuentran.

En Allahabad dónde en esos días tenía lugar el Kumba Mela, me dijo: "Te invito a ser testigo de mi mahaSamadhi".

Porque yo era discípulo de mi maestro le dije: "¿He de preparar algo?".

Me dijo: "Quiero que estés presente y que vigiles que nadie me estorbe. Exactamente a las 4:30 de la madrugada entraré en mahaSamadhi. Deberías ser testigo de ello por el bien de los estudiantes."

En nuestra tradición, al menos cinco personas han de atestiguar un mahaSamadhi y luego el nombre de los testigos y cómo ocurrió se guarda en las Escrituras de los monasterios.

Me presenté a las 3:30 con otras cuatro personas. Él se sentó y empezamos a hablar del "Vedanta" y de los "Yoga Sutras". Este Swami que siempre permanecía en silencio dijo: "Haced cualquier pregunta".

Contestó de forma correcta a las preguntas, a veces riéndose. No había signo ninguno de que estuviera a punto de dejar su cuerpo. Exactamente en el momento previsto dijo: "Os deseo lo mejor. Que disfrutéis del estado más elevado y un día haced lo mismo. Om".

Y dejó su cuerpo exactamente igual que dejáis la ropa. Los pocos afortunados son aquellos a quienes los misterios de la vida y de la muerte han sido revelados. Él era uno de ellos.

Hay una diferencia entre dormir y soñar. Soñar es un estado intermedio entre despertar y dormir. Es como un pasaje a través del cual uno se dirige a un estado más profundo llamado dormir. Algunas ideas del mundo objetivo y algunas impresiones del mundo inconsciente se mezclan en cuanto la mente consciente descansa. Éste es el estado de ensueño. He hecho mucho trabajo sobre la mente y sobre los sueños. He intentado estudiarlos desde varios puntos de vista para descubrir cómo ayudar a otros.

Se puede controlar el sueño, pero no los sueños. Si queréis soñar con alguien específico, no podéis. Si lo intentáis no os dormiréis y si no se duerme, no se puede soñar. Pero si se piensa con intensidad en algo o en alguien, la impresión se almacena en el inconsciente y puede salir en un sueño. Pero mientras permanezcáis conscientes de algo, no podréis soñar con ello.

A base de interpretar un sueño, podéis conocer algo acerca de este sueño, pero tenéis millones de impresiones almacenadas en vuestra mente inconsciente. Esta noche soñáis con algo y a la siguiente con otra cosa. No es necesario que conozcáis la razón de vuestros sueños. Muchas veces una impresión viene de la parte latente de vuestra mente inconsciente y soñáis con ella. Todos los sueños no se pueden alinear para clasificarlos. A veces podéis tener un sueño profundo y otras veces uno de naturaleza distinta. A veces uno de naturaleza similar se repite. Vuestros miedos y ansiedades pueden hacer que un mismo sueño se repita.

Soñar es necesario para una persona mentalmente enferma, pero no para una muy equilibrada. Para la primera, soñar sirve de salida para las emociones. Si este enfermo pudiera hacer lo que quisiera, habría caos en la sociedad. Es mejor que estas locas emociones salgan por la vía del sueño. Para una persona muy equilibrada, una que ha entendido lo que son los estados de despertar, soñar y dormir, tener sueños es perder el tiempo. Queréis dormir y en vez de esto tenéis ensoñaciones. Para alguien que reprima sus emociones, el estado de ensueño sirve para que salgan aquellas emociones que no se manifiestan durante el día.

Soñar puede revelar síntomas de vuestra personalidad escondida. Deseos inconfesables, o que no se han podido cumplir en el estado de vigilia, intentan cumplirse a través del sueño. Estos sueños os revelan las cualidades de vuestros pensamientos, de vuestro carácter más profundo, de vuestro pasado. A base de examinar vuestros sueños, podéis examinar uno de los niveles de vuestro interior. En el estado de vigilia podéis repasar estas imágenes y conoceros mejor a base de vigilar el proceso natural de vuestro pensamiento. Os acordáis de algunos sueños y de otros no. Los que recordáis pueden provenir a veces de problemas gástricos, como el nefasto hábito de cenar demasiado por la noche.

Podéis intentar ayudar a los demás mientras duermen profundamente, es decir cuando la mente consciente duerme. Si vuestro cónyuge tiene problemas emocionales, podéis hablarle mientras duerme y descubriréis que recibe vuestras ideas. Hasta podéis comunicaros con una persona que está lejos. Para hacer esto, necesitáis estar plenamente conscientes. Podéis enviarle un sueño dónde sea que esté. He estudiado esto muchas veces. Tan sólo puede ocurrir con gente que conocéis, no con extraños y no funciona más que cuando la persona está dormida. Podéis mandarle pensamientos y ya que su mente está quieta, las recibe. Si os sentáis a las dos de la madrugada y mandáis pensamientos a alguien, al principio su sueño se perturbará. Si insistís, tendrá un sueño. No os lo estoy diciendo porque lo haya leído en algún libro, sino sobre la base de mi propia experiencia y del conocimiento de los escritos de aquellas personas que han practicado realmente y que han dedicado tiempo al tema.

Está comprobado que aprender mientras se duerme es muy útil. Cuando los niños están profundamente dormidos y su mente consciente en calma, podéis mandarles pensamientos para su aprendizaje y evolución. Los niños mentalmente retrasados y aquellos cuya mente no está entrenada y no comunican con la mente consciente, pueden recibir de esta forma muchísima ayuda. Podemos leer acerca de esto en el Mahabharata.

Arjuna, el gran guerrero de la batalla del Mahabharata, estaba casado. Cuando su mujer estaba embarazada, solía volver del campo de batalla y hacerle compañía. Siempre le hablaba de las técnicas de la batalla. Ella no quería escucharle. Entonces él le dijo:"Mientras te cuento estas cosas, nuestro hijo se está educando. Escúchame. Te cuento las técnicas de la lucha para que él aprenda". Ella preguntó cómo era posible. "Escucha" dijo él, y describió cómo hacer una fortaleza inexpugnable. Después quiso explicar cómo destruir la fortaleza del enemigo pero no pudo completar la explicación porque ella se durmió. A la edad de doce años su hijo, Abhimanyu, podía fácilmente construir una fortaleza inexpugnable. Sabía cómo hacer esto a causa de los sutiles samskaras que se formaron a través de su madre cuando estaba en su seno.

Desde el primer día del embarazo, podéis educar a vuestro hijo. Cuando estáis embarazadas no deberíais pensar de forma negativa, no deberíais estar deprimidas, ni tener emociones fuertes, porque todos estos problemas afectarán al niño. Hay un modo definido de educar a un niño, incluso en el vientre de su madre.

"*Smritayah*" significa: memoria. Hay que entender el proceso de la memoria y cómo se recuerda. Primero, veis algo: a través del contacto de este objeto y de vuestro sentido de la vista recibís una sensación: veis el objeto. Del objeto que está tocado por vuestra vista, recibís una sensación, la cual a través del nervio óptico llega al cerebro. Cuando vuestra mente consciente lo recibe, entonces se filtra hasta vuestro inconsciente, hasta vuestra memoria, donde lo podéis recordar. Por ejemplo, mis ojos os ven hoy y la sensación ha sido recibida. Esta impresión es muy potente. Contiene toda clase de detalles acerca de vosotros. Cuando os veo, el nervio óptico lleva esta impresión hasta mi cerebro a través del sistema nervioso. Como la sensación original tiene forma, la impresión de vuestra forma que percibo a través de mis sentidos llega a mi mente consciente desde la cual se infiltra en mi inconsciente, dónde se queda grabada en el almacén de mi memoria. Si hubiera algo que no funcionara en mi sistema nervioso, entonces no podría memorizar vuestra forma. Cuando os vuelva a ver, recordaré que os he visto antes, porque la impresión se almacenó en mi mente inconsciente. Todas las formas de pensamiento están así en el inconsciente. Dentro de unos años si quisiera recordar esta sensación, podría sacarla del fondo de la memoria y os diría exactamente dónde estabais sentados, cuándo y cómo.

Se puede definir la memoria como útil e inútil. A veces se guarda en la memoria y después se recuerda algo inútil. Por ejemplo: estáis recordando vuestro mantra y también la musiquilla de una película se repite en vuestra mente. De modo que la memoria es algo a controlar. Si no, no os será de ayuda cuando la necesitéis. Es mejor no decir: "tengo un amigo, pero no sé como se llama", o "he leído este libro, pero no me acuerdo", o "el otro día memoricé esto, pero se me ha olvidado". Estudiáis todo un año, pero cuando llega el examen, vuestra memoria os falla. Mantenéis vuestra mente consciente, la parte de vuestra mente que utilizáis en la vida diaria, muy ocupada. Muchas veces a sabiendas y de forma consciente, ponéis un objeto en un sitio y luego se os olvida. Olvidáis porque en aquel momento, vuestra mente pensó que no era importante. Cuando vuelve a ser importante os volvéis tensos y confusos y entonces creáis un bloqueo en vuestra memoria. Supongamos que perdéis la llave de vuestra casa, si os agitáis y hacéis que vuestra mente se ponga muy activa por encontrarla, no podréis recordar. Cuando intentáis recordar dónde está la llave, estáis luchando contra vosotros mismos y cansando vuestra mente, confundiéndola, entonces perdéis contacto con vuestro depósito, vuestra memoria. Tensando vuestra mente no dejáis que vuestro recuerdo fluya de forma espontánea hacia vuestra mente consciente. Si os relajaseis, recordaríais dónde están las llaves. Cuando os halláis en esta situación, la gente dice: "Relájate, ya la encontrarás, seguro". Vais al baño y os acordáis. La mayor parte de las cosas que olvidáis, las recordáis en el baño. Esto no significa que el baño sea un sitio idóneo para la memoria, sino que allí os relajáis porque soltáis desperdicios de vuestro sistema. Las toxinas que se retienen en el cuerpo pueden perturbar la memoria. Cuantas más toxinas soltéis, más relajados estaréis y mejor funcionará vuestra memoria. La mejor forma de saber, es sencillamente sabiendo. No os tenséis ni luchéis contra vosotros mismos. Concentrarse no significa ponerse en tensión, hay un proceso. Cuando dejáis este proceso fluir, entonces podéis concentraros. Tenéis dificultad para concentraros porque tenéis confusión y no estáis preparados. No os habéis entrenado y sin embargo intentáis concentraros, así os tensáis más y más.

Olvidáis cosas superficiales, pero no olvidáis los samskaras o impresiones profundas. Si sabéis diez idiomas, ¿cuál es el vuestro? Incluso si podéis leer, hablar y escribir de forma igual en diez idiomas, el lenguaje con el cual soñáis, este es vuestro lenguaje.

¿Por qué se pierde la memoria? Hay dos niñeces en nuestra vida. En la primera se aprende con facilidad, pero si ahora me tuviera que examinar de bachillerato, sería un suspenso. A mi edad sería muy difícil estudiar de nuevo temas como álgebra y geometría. Hasta los profesores suspenderían si tuviesen que pasar estos exámenes. Hay una segunda niñez llamada vejez. Esta niñez está llena de locuras. Cuando la mente se preocupa, necesita desaprender, al contrario de la primera niñez, dónde lo necesario era aprender. La mente de gente mayor se carga de preocupaciones, de modo que, poco a poco, pierden contacto con su memoria. La mente de un niño no está preocupada, de modo que tiene mucha memoria.

Tener memoria significa tener interés. Cuando perdéis el interés por algo, se os olvida. Vuestra mente está tan preocupada que olvidáis lo que queréis hacer ahora. La solución es aprender a no preocuparse. Si aprendéis a soltar, a no retener, entonces vuestra mente no estará preocupada y tendréis control sobre vuestra memoria. Es necesario que aprendáis a organizar vuestra mente. Cualquier cosa que queráis hacer, la podéis hacer de una forma mejor, a base de entender cómo funciona vuestra mente y de qué modo utilizarla mejor.

La memoria es diferente del recuerdo. Cuando quiero recordaros, lo puedo hacer desde mi inconsciente. Recordar pensamientos no es tener memoria. Saber significa tan sólo permitiros saber, permitir a vuestra memoria fluir hacia vuestra mente consciente. Hay muchas formas de mejorar la memoria. Recordad que lo importante es llegar a poder tener control sobre ella. Cuando sea que queráis evocar las impresiones almacenadas podéis hacerlo. Hay un proceso para reforzar la memoria, un simple ejercicio que os enseñaré[2]. Hay también un método diferente que es la visualización[3].

---

[2] Ver Apéndice B: Ejercicio de contar para reforzar la memoria.
[3] Ver Apéndice B: Visualizar para recordar.

## Vuestra NATURALEZA ESENCIAL es: Paz, Felicidad y Bienaventuranza.

"El Reino de Dios está dentro de vosotros." No aspiréis a ir al paraíso después de morir. Estableced este paraíso aquí y ahora, dentro de vosotros. Esto ocurrirá cuando entendáis los diversos aspectos de vuestro Chitta y os disciplinéis. El tercer sutra afirma: "*Tada drashtuh svarupevasthanam*". Cuando tengáis control sobre la mente y sus modificaciones, os convertiréis en hombres y mujeres de sabiduría y os estableceréis en vuestra propia Naturaleza Esencial. Ya no seréis simples estudiantes, porque habréis aceptado la disciplina. La sabiduría significa que uno ve las cosas como son y ya no se involucra en ellas, ya no se identifica con los objetos de su mente, y estos ya no le afectan, ni tampoco los encantos y las tentaciones del mundo. Es testigo presencial de lo que ocurre, pero lo que ocurre no le perturba. Si alguien cercano se muere, muestra su simpatía a los demás, pero no está afectado porque sabe lo que la muerte significa. Ya deja de estar confuso por las continuas identificaciones con los objetos del mundo. Ve las cosas del mundo como son y las disfruta porque ya está establecido en su Verdadera Naturaleza.

¿Cuál es vuestra Verdadera Naturaleza hoy? No lo sabéis. Soy el hijo de fulano de tal y vivo en los Himalayas con mi maestro. ¿Es ésta mi Verdadera

Naturaleza? Tengo un cuerpo y una cara, me llamo Swami Rama, pero ésta no es mi Verdadera Naturaleza. Cuando nací, era pequeño; esto ha cambiado. Solía ir al colegio; esto cambió. Me convertí en un adulto; esto también cambió. Me hice viejo, esto sigue cambiando. Nada de esto puede ser mi Naturaleza Esencial.

"Naturaleza Esencial" significa: "aquello que no está sujeto a muerte, cambio, ni deterioro; aquello que no puede cambiar bajo ninguna condición, aquello que es eterno". Vuestra Naturaleza Esencial está más allá del cuerpo, del aliento, de los sentidos y de la mente. Cuando sepáis que no sois vuestro cuerpo, que vuestro cuerpo es algo diferente a vosotros, y que vuestro aliento, sentidos y mente son diferentes de vosotros, entonces seréis seres de sabiduría. Alguien así, que ha aprendido a no identificarse con su cuerpo, ni con su aliento, ni con sus sentidos, ni con su mente, está establecido en su Naturaleza Esencial que es "Paz, Felicidad y Bienaventuranza".

Patañjali dice que es vuestra mente, lo que llama chitta y sus modificaciones, lo que se interpone entre vosotros y la Realidad. La mente y sus modificaciones han de controlarse, porque sin control os identificáis con los objetos del mundo, en vez de identificaros con vuestro verdadero Ser. Una vez que tenéis "*nirodhah*", una vez que habéis aprendido a controlar esta mente errabunda y cómo dirigirla de forma consciente, entonces ¿qué ocurre? Que entendéis vuestra mente y sus varias funciones y modificaciones, y llegáis a conocer los dos poderes de la mente. Un poder os vuelve negativos y os crea obstáculos; el otro poder os ayuda a salvar estos obstáculos. Tenéis todos los recursos a vuestro alcance. Aprended a concentrar vuestra mente, deberíais saber cómo utilizarla. Estudiad el poder de vuestros sentidos. Estudiad el poder de vuestra mente. Una mente controlada no crea obstáculos y entonces el Centro de Consciencia se revela. Cuando vuestra mente se percate del Centro de Consciencia, podrá sondear muchísimos niveles. Ahora funcionáis a nivel de los sentidos, donde el dolor no se puede soportar; si alcanzáis otra dimensión, observaréis que el dolor cambia. Luego hay un nivel de Consciencia en el cual el dolor se convierte en relativo. Hay otro nivel en el cual veis las cosas como son, no como soléis verlas. Podéis pensar que una persona es buena y otra mala. Esto es vuestra forma de verlas. No veis que cada ser humano es único y que no se le puede comparar, que todos los seres humanos tienen belleza. Cuando abráis la verdadera visión interior, veréis que todo es hermoso y que no hay nada feo. La fealdad está en vuestra mirada, a causa de un pensamiento o deseo particular. Veis las cosas como queréis verlas, no como en realidad son. Llega otro nivel de Consciencia en el cual hay claridad de mente y entonces, ya no hay confusión: se ven las cosas tal como son. Seguiréis viendo dos individuos, por ejemplo, pero también percibiréis la unidad subyacente. No podréis nunca odiar a nadie si os percatáis de una sola y única Consciencia universal. Hay otro nivel de Consciencia aún, en el cual sois uno con la Realidad, todo el tiempo; estáis entonces liberados. Para alcanzar este nivel de Consciencia, necesitáis primero estar libres de todo miedo, y segundo necesitáis liberaros del concepto de que estáis separados de la totalidad. De este modo alcanzaréis un nivel de Consciencia, luego otro y luego seréis parte de la eternidad.

Estudiad el poder de los niveles más profundos de vuestra Consciencia y llegaréis a saber que la fuente desde la cual la Consciencia fluye en varios grados, es la más potente. Esta fuente es una y la misma que la fuente cósmica. Todos somos olas en el inmenso océano de bienaventuranza llamado Brahman, el summum bonum de la vida, la fuente misma de la fuerza vital, de donde todas las olas surgen, juegan y en la cual de nuevo se hunden. Aprended a identificaros con la Fuente de Luz y de Vida.

La vida es como una rueda. En el centro de la rueda se halla el eje que no se mueve; donde sea que vayáis este centro está en vosotros. El centro mismo nunca se mueve, pero se mueve cuando la rueda gira. Va con la rueda. ¿Cómo clasificaríais y definiríais este centro que se mueve, pero que sin embargo no se mueve? Es la causa de todo movimiento, pero no se mueve. Podéis estudiar aquello que se mueve porque es efímero, no es la Verdad. Son el cuerpo, los sentidos y la mente. Sólo aquello que no se mueve es inmortal. En lo hondo de nuestra entidad, el Centro de Consciencia no se mueve, no está sujeto ni a cambio, ni a deterioro, ni a destrucción. Este Centro de Consciencia es vuestra Naturaleza Esencial, ahora tenéis Consciencia, pero a un nivel tan bajo que no os percatéis de vuestra verdadera naturaleza. Tan sólo os dais cuenta de vuestro cuerpo. No podéis decir que no tenéis Consciencia, pero sólo de vuestra individualidad. Es por eso que os proyectáis y decís: "Esto soy yo y esto no soy yo". Os dais cuenta hasta un punto, pero ¿hasta qué punto? ¿Sois conscientes de todos los niveles de vuestra entidad? ¿Sois conscientes de este Centro de donde la Consciencia fluye en varios grados? Esto significa la Plenitud de la Consciencia, pero hasta que no realicéis este Centro, no tenéis Consciencia espiritual, no tenéis la Iluminación. Tenéis que conoceros a Vosotros Mismos en todos los niveles en esta encarnación y recibir la

Iluminación aquí y ahora. Depende de la fuerza de vuestra determinación.

No podéis entender toda vuestra entidad en todos sus niveles, no podéis alcanzar vuestro Centro de Consciencia, sin saber que el mundo que os rodea no es real. Aquello que parece real, no lo es. No puede nunca ser la Verdad. La "Verdad Absoluta" significa: aquello que no está sujeto a cambio, que existe de por sí, que nunca nació y nunca morirá. Un ser humano es una criatura perfecta, pero sin terminar. Un ser humano tiene plena capacidad para alcanzar la sabiduría, para llegar a esta Fuente de Luz y de Vida que libera de todo miedo, dolor y sufrimiento. Dependéis demasiado de dioses, no de Dios, sino de dioses. Dios está dentro de vosotros. Sois humanos, pero a la vez sois Dios, puesto que es vuestro propio Centro.

No olvidéis que un ser humano tiene tres naturalezas: animal, humana y divina. Desde este punto de vista, un ser humano es completo. Si se identifica con su naturaleza animal, se comporta como un animal. Si se identifica con su naturaleza humana, se convierte en un ser humano. Si se da cuenta de sus poderes divinos, se vuelve divino. Estáis buscando algo sin entender que este algo está dentro de vosotros. Buscar dentro, es un acercamiento directo. No busquéis a Dios fuera. Cuando sepáis que Dios está en vosotros, vuestra vida cambiará y estaréis transformados. No sentiréis vuestra existencia individual, sentiréis que Dios es vuestro Centro, que sois un templo vivo. Todas las grandes religiones repiten una y otra vez la misma historia: el ser humano es la mayor obra de Dios, el cual es omnipresente, omnipotente y omnisciente. Pero si Dios está en todas partes, entonces ¿Dónde estáis vosotros? ¿En que sitio podéis existir? ¿Cómo podéis existir? ¿Cómo podéis afirmar que vosotros y yo existimos en algún sitio y que esto es vuestro y esto es mío? En el momento en que os deis cuenta de que no existís, sino que sólo Dios existe, seréis libres. Todos tenéis algo de capacidad para dar atención y todos tenéis estos potenciales. Todos tenéis los medios para Realizar Vuestro Ser. Tenéis que daros cuenta de la inmensa gloria que está escondida en vuestra profundidad, y de que las barreras que encontráis y os impiden llegar a vuestro Centro, son únicamente creación de vuestra mente.

Patañjali dice que la forma de descubrir vuestro verdadero hogar y de percataros que os podéis establecer en vuestra Naturaleza Esencial, es teniendo control sobre vuestra mente y sus modificaciones. El tema central de los Yoga Sutras es aprender a controlar vuestra mente y sus modificaciones. Cuando tengáis este perfecto control, alcanzaréis el nivel más elevado de Consciencia: Samadhi. Una vez establecidos en vuestra Naturaleza Esencial que es Paz, Felicidad y Bienaventuranza, estaréis libres de todo sufrimiento y podréis alcanzar la Iluminación.

Os preguntaréis cómo es esto posible. Os creéis que tenéis que renunciar al mundo. Patañjali nunca dijo esto. Cualquiera que sea el Camino que sigáis: el de "Bhakti", la devoción, el del Conocimiento o el de la Acción, primero habréis de saber algo acerca de la mente y de sus modificaciones. Sin control sobre vuestra mente y sus modificaciones, tanto conscientes como inconscientes,  no podéis alcanzar Samadhi. Decís que no podéis tener control sobre vuestra mente inconsciente. Tenéis que aprender cómo utilizar vuestra mente consciente correctamente, no a base de filosofar, sino a base de entrenar vuestra mente.

Primero tenéis que saber cómo utilizar el método para controlar el torbellino mental que os atormenta, sino no podréis saber lo que está escondido en la parte desconocida de vuestra mente. En el momento en que os deis cuenta de que esta es vuestra mente, sus cualidades y su modo de funcionar y en cuanto discernáis entre lo consciente y lo inconsciente, entonces os será posible entender y controlar la mente inconsciente.

No digáis que es demasiado difícil, ni que es inútil intentarlo. No digáis que no lo podéis hacer. No lo pospongáis hasta la próxima encarnación. Tampoco digáis que puesto que millones de personas no pueden controlar su mente, vosotros tampoco. No lo digáis porque no es verdad. Tenéis la capacidad de hacerlo, de ser dueños de vuestra mente. Incluso la mejor acción que podáis llevar a cabo en el mundo es en vano, si vuestra mente no está en paz. Patañjali os da un método muy definido para alcanzar el estado más elevado. Para tener éxito, tanto en el mundo exterior como en el interior: tenéis que entender la mente y sus modificaciones y tener el control. Los que conocen su Naturaleza Esencial son hombres de sabiduría. Los que no, sufren a causa de su ignorancia. Están en la oscuridad, pero la oscuridad no es otra cosa que ausencia de luz. Cuando no sois conscientes de la Realidad, os creáis oscuridad.

# Os Identificáis con los OBJETOS DEL MUNDO y Así Olvidáis Vuestra Verdadera Naturaleza

El cuarto sutra dice: *"Vritti sarupyam itaratra"*. Estáis constantemente identificándoos con los objetos del mundo; es por eso que estáis sufriendo. Permanecéis infelices e ignorantes porque os identificáis con vuestros pensamientos. Esto dice el sutra: "os identificáis con los objetos del mundo y así olvidáis vuestra Verdadera Naturaleza" y esto ocurre porque no tenéis control sobre vuestra mente y sus modificaciones. Por eso estáis llenos de confusión. En este estado os sentís tristes, aturdidos y perdidos.

¿Por qué es mejor no identificarse con los objetos del mundo? Si os identificáis con la pizarra ¿qué os puede pasar? Que experimentaréis dolor por todo lo que le pase o le pueda pasar.

Os conocéis a través de vuestro cuerpo. Vuestra identificación con vuestro cuerpo es constante. Sin embargo "no" sois vuestro cuerpo. Tenéis un cuerpo, pero no sois un cuerpo. Usáis todos vuestros recursos para cuidar vuestro cuerpo, de la mañana a la noche. Pero por mucho que le cuidéis, el resultado será la muerte. No le cuidéis por identificación con él. Cuidadlo porque es un instrumento, vuestro instrumento.

La causa de vuestra infelicidad es vuestra identificación con los objetos del mundo y con vuestros modos de pensar, todo lo cual os hace olvidar vuestra Verdadera Naturaleza. Una oleada de pensamientos surge del pasado y os identificáis con ella: "¡qué infeliz era yo en tal lugar o en tal época!" ¿Pero por qué os sentís infelices ahora? Si pensáis en el mal todo el tiempo, si creáis una imagen del mal y la reforzáis, os identificáis con el mal. Del mismo modo, si creáis imágenes de vosotros mismos: "¡Pero que débil soy! ¡Qué débil soy!" os identificáis cada vez más con esta debilidad y vais hacia la degeneración. Os convertís en lo que pensáis, sentís, creéis y entendéis. Os dais constantes sugestiones: "soy malo, no valgo para nada, nadie me quiere, todo el mundo me odia". Habéis olvidado vuestra Verdadera Naturaleza. Vuestros pensamientos os gobiernan y siguen y siguen hasta que os llevan a la enfermedad.

Para examinar el poder de la sugestión, mi Maestro hizo una vez un experimento conmigo.

Le dijo a uno de los Swamis: "dile que es un mal chico y déjame ver cómo reacciona".

El Swami lo hizo y me sentí lleno de maldad aunque no había hecho nada malo.

Otro Swami vino y me dijo: "Eres un buen chico"

Fui a mi Maestro y le conté cómo, sin razón alguna, un Swami me decía que era malo y otro que era bueno.

Dijo mi Maestro: "¡Pero que tonto eres! fui yo quien les dije que te dijeran tales cosas. Primero aceptaste una y luego aceptaste la otra. No eres ni malo ni bueno ¡lo que eres es tonto!

Le pregunté qué hacer. Me contestó: "No aceptes ninguna sugestión de los demás. Aprende a saber por ti mismo. Tus acciones dañinas te hacen malo. Por tus buenas acciones ya eres bueno. Mira como no puedes aprender nada de las opiniones de los demás. Si alguien te dice que eres malo, te horrorizas. Si te dicen que eres bueno, te llenas de alegría. Todo el mundo quiere que le alaben. Hasta los Swamis están afectados."

Si pensáis y vivís como la gente quiere que penséis y viváis, no viviréis. No os preocupéis si encontráis oposición. Cuanta más oposición encontréis, más claro será vuestro Camino. Esto no implica que debáis ser reaccionarios. Aprended a construir vuestra propia opinión acerca de vosotros mismos y vigilad vuestro progreso. Tenéis que ser fuertes, observad cómo los demás expresan sus opiniones acerca de vosotros y qué opiniones expresáis acerca de ellos. Sugestiones exageradas dañan la mente débil, ya que no ha sido entrenada para aceptar regalos. Es un regalo que alguien os diga que sois buenos o malos. Que os guste o no el regalo, tendréis que aprender a filtrarlo.

¿Para qué queréis hacer de vuestra mente un basurero, a base de aceptar todo lo que los demás dicen?

Buddha, "el Iluminado", era el hijo único del rey. Renunció a todo y empezó a mendigar. Lo hizo para dominar y purificar su ego, lo cual es muy difícil. Si os digo que mendiguéis, no lo podéis hacer. Buddha y Ananda, su primer discípulo, se fueron con sus cuencos de mendigos a Rajgiri, Bijar. "Biksham, biksham dehi" decían. Es una costumbre que si alguien llega a vuestra puerta, le deis algo. Una vez llegaron a cierta puerta y el ama de casa dijo: "Estoy harta de todos estos mendigos. La ciudad está llena de ellos". Esta mujer estaba cansada, se enfadó y dijo: "todo lo que he cocinado se lo han llevado estos mendigos. Ya no tengo nada que dar y estoy harta".

Todo el mundo quería seguir a Buddha e imitarle, y la ciudad se había llenado de mendicantes. Ella ya lo había dado todo, así que recogió la caca de su hijo y le dijo: "Toma, esto es todo lo que tengo"

Ananda perdió el control y la amenazó con maldecirla.

Buddha la miró y dijo lleno de quietud: "Me ha dado algo. De mí depende cogerlo o no. Madre, guárdalo, no lo necesito".

Buddha miró a Ananda y le dijo: "Ananda ¿Por qué la amenazaste? Uno que pierde así el control no tiene el poder de maldecir. Tan sólo demostraste tu ego. Ya no eres mi discípulo. Si alguien te quiere dar algo y no lo quieres, tan sólo ignóralo. ¿Por qué te preocupas? ¿Por qué pierdes el control? Busca la respuesta en tu debilidad. Acéptalo. Aprende a que nadie te perturbe. Si alguien te perturba es porque es más fuerte que tú. No te dobles ante la fuerza negativa de nadie".

Ananda dijo. "Maestro, eres mi Señor y no puedo soportar que te insulten"

"No me sentí insultado. Si alguien quiere darte algo desagradable, no lo cojas".

Esta es la actitud a tener en vuestra vida diaria. Si alguien os dice algo desagradable, en vez de disgustaros, dejadlo. No permitáis que os afecte. Observaos: si alguien os dice que sois estúpidos, os sentís tristes. ¡Cuánta debilidad! Si alguien os dice que sois maravillosos, os llenáis de orgullo. Pero esta grandeza os ha sido conferida por sugestión, no es verdadera. Pensáis que los demás deberían admiraros y esto es una debilidad. Deberíais aprender a admiraros a base de ser conscientes de lo mejor en vosotros. ¿Por qué os ponéis a depender de los demás todo el tiempo? Si os admiran ¿Qué os va a pasar? Esta admiración es sólo superficial.

Muchos de vosotros no tenéis ninguna opinión acerca de vosotros mismos, porque siempre habéis vivido de la opinión de otros. Lo que los demás piensan de vosotros, esto es lo que pensáis que sois.

Nunca habéis aprendido el proceso de formar vuestra propia opinión. Patañjali dice que estas muletas son muy perjudiciales, porque al final, durante el periodo de transición, necesitáis vuestra propia opinión. Conviene entender cómo formar vuestras propias opiniones, cómo expresarlas y cómo actuar según ellas. No dejéis que las opiniones de los demás os muevan. Aprended a atender a la Realidad que está en vosotros. Dad atención y también la notaréis a vuestro alrededor.

No os percatáis de vuestra Naturaleza Esencial, esa es una de las diferencias con un yogui; éste se percata de la Realidad porque no está identificado con objetos en su mente. Vuestra falta de atención y de conocimiento es la causa de vuestro sufrimiento. Esto se llama ignorancia y es auto-creada, es un auto-engaño. Tan sólo cuando dejéis de identificaros con los objetos del mundo, os estableceréis en vuestra Verdadera Naturaleza.

Podéis alcanzar Samadhi, este estado libre de conflictos y de problemas, si os establecéis en vuestra Naturaleza Esencial, a base de controlar las modificaciones de vuestra mente. Si no, ¿qué os va a ocurrir? Constantemente estaréis identificados con el mundo físico y sus objetos que no duran, que no permanecen, que siempre se deterioran, cambian y desaparecen. Esto ocurre cuando un ser humano no es consciente de lo que en él es eterno, permanente y sin cambio. Los objetos del mundo no tienen poder para controlar vuestra vida, sois vosotros los que os apegáis a ellos y así os convertís en sus víctimas. El apego crea un torbellino alrededor vuestro y os hace sufrir.

Mi Maestro era de Bengal. Era juez y su único hijo fue ahorcado en Darjeeling por pegar un tiro a un gobernador. Mi Maestro dejó su puesto y se fue a los Himalayas dónde meditó durante muchísimos años.

Conoció a mi padre biológico. Mi madre tenía cuarenta y ocho años. Los bendijo a los dos y yo nací. Cuando me quedé huérfano, él me crió. Por ello me siento bendecido. Nunca eché de menos a mis padres. Cuando pienso en mi padre, es la imagen de mi Maestro la que surge. Él jugó todos los papeles y nunca me sentí solo.

Un día estábamos él y yo al pie de la montaña llamada Dronagiri. Le pedí permiso para subir. Cuando estaba arriba él me gritó: "¿Quién está allí contigo?" Le contesté: "Estoy solo", Él me preguntó: "¿Te sientes solo?" le dije que sí. Su respuesta fue sencilla y llena de sabiduría: "No. Estás solo, pero esto no significa que te sientas solo".

Cuando aprendáis a estar solos, no sentiréis soledad. ¿Quién os hace sentiros solos? No son los extraños, son las personas que os quieren y a quienes queréis. Algo extraño ¿no?, significa que vuestra actitud hacia vuestras relaciones está equivocada. Deberíais examinar la relación que os une, porque no puede producir soledad una relación de amor, así que hay algo equivocado en alguna parte. La persona a quien amáis y que os ama, se supone que ha de ser una ayuda, pero muy al contrario, produce sensación de soledad. Si vuestra pareja no viene, o no os da la atención que demandáis, os sentís solos. Los vecinos no producen en vosotros la misma sensación de soledad. Seguiréis padeciendo esta soledad si seguís dependiendo de muletas en el exterior y padeceréis esta soledad incluso si estáis con mucha gente. Un ser humano intenta escapar de esta soledad a base de casarse y de fundar un hogar. Tenéis todos los medios y sin embargo os sentís solos. La mayor de todas las enfermedades es la soledad. ¿Por qué os sentís solos? Una vez que conozcáis el Centro en vosotros, nunca volveréis a padecer soledad. Este Centro es el Amigo Interior. Un ser humano se siente solo porque se aísla de la totalidad, identificándose con los objetos de su mente y con los objetos del mundo. Os voy a dar un ejemplo.

Alguien se fue a ver a un Swami y le dijo: "Señor, me muero por aprender el método de la meditación".

El Swami le dijo: "Vete a una habitación muy pequeña. No cuelgues ningún cuadro en las paredes. Siéntate y medita sobre un toro durante siete días. Aprenderás entonces el efecto de la meditación".

¿Tan sólo el efecto?

"No, primero te darás cuenta de lo que la meditación es. Luego te daré el método".

El hombre se fue y después de seis días de intensa meditación dijo: "No puedo salir. Mis cuernos son demasiado grandes, mi cuerpo es enorme".

Creía haber asumido la forma de un toro a base de meditar sobre un toro.

De momento estáis haciendo lo mismo. Habéis asumido ciertas formas. "soy débil, soy débil, soy débil". Repetís estas frases todo el santo día. "No puedo hacer esto. Ayudadme. Estoy sufriendo". Os apoyáis sobre los demás. Estáis sufriendo porque no estáis utilizando los recursos que están en vosotros.

En este sistema, Patañjali quiere enseñarnos la Realidad. Nos dice: "Lo visto está para ti que eres el que ve". Todo está aquí para nosotros y no nosotros para ello. Un ser humano que no entiende esto se convierte en una víctima de la superficialidad de las cosas del mundo. Vivís en el mundo y olvidáis la Realidad. Por ello no podéis disfrutar de las cosas del mundo, que sin embargo existen para vuestro disfrute. Olvidáis lo que Sois y que los objetos son forzosamente diferentes del que los ve. Al identificaros con todo lo que cambia, os olvidáis de vuestro Verdadero Ser. Cuando El que ve empieza a entender su propia Naturaleza Esencial, entonces se libera de la identificación con los objetos del mundo.

Pensáis que no podéis alcanzar el estado más elevado de quietud, aunque tenéis dentro de vosotros toda la capacidad y todo el potencial. Decidirse es cuestión de un segundo. No es difícil. No hay necesidad de cambiar de vida, ni de renunciar al hogar. Tan sólo daos cuenta de la Realidad. Es perfectamente factible. Cuando aprendáis a estableceros en vuestra Naturaleza Esencial, estaréis libres de todos los sufrimientos y estaréis preparados para alcanzar el estado de Samadhi.

Patañjali nos habla de no identificarnos con los objetos del mundo porque son superficiales, es decir: sujetos a cambio, deterioro y muerte. En vez de identificaros con lo que cambia, identificaos con vuestra Verdadera Naturaleza que es la Verdad y que no conoce ni el cambio ni la muerte. Sois en verdad Atman, un hijo de la Eternidad. Darse cuenta del Centro, recordarlo, es la única vía hacia la Libertad. Cuando la atención gira hacia dentro, se la llama Libertad.

Estos cuatro Sutras son la base de la filosofía de Patañjali. Si los entendéis, entenderéis todos los demás, pero para practicar, tendréis que aprender más.

# Practicar Significa Despertar la
# CONSCIENCIA

Tendréis que practicar durante muchísimo tiempo. *"Abhyasa Vairagya Abhyam Tannirodha"*. La práctica significa la repetición de la misma cosa una y otra vez para formar un hábito fuerte. Los hábitos son motivaciones en la vida. Si no tenéis la determinación de alcanzar aquello que ha de ser alcanzado, si no os dais cuenta constantemente de la Realidad ¿cómo podéis practicar? Sentiréis pereza y no podréis sentaros a meditar.

En vuestro sistema hay una alarma, algo que viene de dentro y que os guía todo el tiempo. Hay un profesor interior al que llamáis vuestra conciencia moral o discernimiento. Cuando queréis hacer algo que no deberíais hacer, de inmediato algo dentro dice: "no" en silencio. Y esto no es parte de la mente discursiva. Es vuestra propia conciencia moral, vuestro discernimiento, que le susurra a vuestra mente. Muchas veces intentáis evadirlo haciendo oídos sordos a lo que dice. Los hábitos son tan fuertes que la voz del silencio, la voz del discernimiento, no se oye. No necesitáis que nadie os diga lo que tenéis que hacer. Sabéis que no se debe mentir, pero mentís. Una vez que la mente se pone a escuchar estos susurros secretos, entonces os presenta a vuestro verdadero profesor interior, vuestro propio discernimiento. Esto no quiere decir dejar de escuchar al profesor exterior que os enseña. Lo que este profesor exterior intenta hacer es que os percatéis de que dentro de vosotros hay un verdadero Maestro que es un gran amigo. No importa quiénes sois, vuestro discernimiento está. Si aprendéis a escuchar su voz, podréis transformar toda vuestra personalidad porque él lo sabe todo. Ningún libro, ningún profesor, os puede enseñar. Sólo vuestro propio discernimiento sabe y sabe que sabe. Cuando le preguntáis algo al profesor exterior, sacáis vuestras propias conclusiones y seguís vuestro propio discernimiento.

Pero no siempre escucháis lo que vuestro discernimiento os enseña. De hecho estáis constantemente negando lo que os ofrece, y esto según los grandes libros de Sabiduría, es el mayor de los crímenes. Después de algún tiempo, vuestro discernimiento se calla, ya que no lo escucháis. Sigue como testigo de vuestras acciones, pero ya no dice nada. Aprended a escucharle. La mayor parte del tiempo, vuestra mente os confunde y a veces os engaña pretendiendo ser la voz de vuestro discernimiento. Dice por ejemplo: ¿"Que más da faltar a la honradez si lo hace todo el mundo".?

La mente discursiva es diferente del discernimiento, el cual siempre os quiere ayudar a desarrollar vuestro potencial interno. La mente discursiva siempre intenta persuadiros de no practicar, sin embargo sabéis que esto no os conviene. La mente discursiva dice: "Déjalo para mañana". Posponer es su naturaleza. Algunos estudiantes practican un tiempo y luego lo dejan. Luego vuelven a empezar y después lo vuelven a dejar y así sucesivamente. Llamo a estos que posponen su liberación: estudiantes de cuarta categoría.

La mente discursiva siempre os lleva hacia vuestros hábitos, vuestros sentidos y los objetos de vuestros sentidos. Por ejemplo: Tal vez os gusta comer chocolate, pero el médico aconseja que no y eso lo oye vuestro discernimiento. Vuestra mente discursiva no quiere oír esto y no cree en los médicos. "Hay muchos", dice, "así que tomaré un poco de chocolate hoy y no me va a pasar nada". Pero vuestro discernimiento os habla todo el tiempo, es como un espejo que os enseña vuestra cara tal cual es. Os dice quiénes sois, qué sois y qué deberíais ser. Cuando queréis hacer algo, vuestro discernimiento dice: "no lo hagas", pero vuestra mente discursiva dice que sí.

El discernimiento nunca es falso, nunca os engaña. Incluso a un gran criminal su discernimiento no le engaña. Pero los hábitos negativos impiden escuchar la voz del discernimiento. Cuando esta voz se vuelve muy tenue, vuestra razón no funciona bien y caéis en el engaño. Si la razón no funciona, la mente enloquece, es decir que el habla y las acciones se desorientan. Por ejemplo: en medio de una acción, surge un pensamiento deprimente. Por un tiempo esto os distrae y luego volvéis a la tarea, pero luego otro pensamiento surge y así sucesivamente. Esto significa desperdiciar el tiempo y la oportunidad de un ser humano. Aconsejo a todos los estudiantes que escuchen la voz de su discernimiento. Es una gran pena tener todos los recursos y capacidades y desperdiciarlos. Al principio los estudiantes se condenan a si mismos, entonces les digo que éste no es el camino, que hay algo en ellos que es maravilloso y que por qué no intentan verlo. "La práctica significa despertar el discernimiento", es decir: dejar que os hable. Cuando esto ocurre, sabéis que es mejor no repetir un error, una y otra vez. Es por repetición que se forma un hábito fuerte. Vuestro hábito puede ganar y vuestro discernimiento perder. Después de algún tiempo vuestro discernimiento se calla. La voz de la mente discursiva es muy fuerte y la voz del discernimiento proviene del silencio. El primer paso hacia la Iluminación consiste en seguir la voz del discernimiento y no las voces de la mente discursiva. En el grado más elevado de Consciencia, el discernimiento se vuelve brillante.

Los que empiezan a escuchar la voz del discernimiento están muy cerca de la Realidad. Esta voz está dentro de vosotros, no es un amigo exterior. Los amigos exteriores os entretienen, el amigo interior es la verdadera compañía. "Dos es compañía, tres es muchedumbre". Cuando tú y tu discernimiento estáis presentes, hay dos y es verdadera compañía. Cuando el tercero, la mente discursiva, llega, son muchedumbre.

Cuando empecéis a practicar, tropezaréis muchísimas veces. Yo he tropezado muchas veces, incluso a pesar de tener una gran fuerza detrás de mí: mi Maestro, varios sabios y la Gracia Divina. Tenía un fuego dentro, de tal modo que no importaba cuantas veces me cayera, me volvía a levantar. Nunca abandoné. Abandonáis demasiado rápido. Cerráis los ojos y si no pasa nada en la meditación, decís: "No vale, mi mantra no vale". Así se pueden ir coleccionando mantras. No meditáis pero tenéis una amplia colección de mantras. Esto es una pérdida de tiempo. En *abhyasa* y meditación, en este Camino de Liberación, hay que ser muy pacientes, fuertes y constantes. Cuando un niño se cae, se vuelve a levantar porque quiere andar. Andar es su derecho. Vuestro derecho es pisar el Camino, andar por Él y finalmente alcanzar la Meta. No lo pospongáis hasta la próxima encarnación. Hacedlo aquí y ahora. "No se toma Zamora en una hora" dice un refrán español. De modo que os caeréis muchas veces, pero os levantaréis otras tantas. La práctica da la experiencia y ésta reforzará vuestro discernimiento que os guiará.

Por mera curiosidad, siempre queréis aprender algo nuevo. Cuando aprendéis algo que no sabíais, decís: "¡qué maravilla!". No queréis practicar lo que ya sabéis, sin embargo la verdad es que no vais a adquirir ningún Conocimiento que no tengáis ya. Tenéis todo el Conocimiento, pero no lo ponéis en práctica. Para eso no hace falta crear una disciplina drástica, tan sólo se trata de observar y de entender cómo utilizar el Conocimiento que ya tenéis en vosotros.

Poco a poco conviene practicar, porque la técnica teórica de nada sirve. Los principios básicos necesarios son: la sinceridad, la fidelidad y la puntualidad. Aunque supierais la técnica de cómo apuntar hacia algo y dar en el blanco, si no practicáis, erraréis el tiro. La práctica es necesaria y es la condición de la perfección. Paso a paso, ampliad vuestros límites, no os forcéis a estar sentados intentando meditar dos horas un día, para luego estar una semana sin practicar. Éste no es el camino. Se dice que un estudiante de envergadura puede alcanzar este estado mental en tres meses sin descuidar ninguno de sus deberes, un estudiante de menor categoría, en seis meses, y otro de menos capacidad requiere tres años. Pero un estudiante que no quiere hacer esfuerzos, no lo consigue nunca. Si practicáis con mucha regularidad, vigilando vuestras prácticas y la condición de vuestra mente, podréis conseguir esta Paz. La cuestión es: ¿cuánta importancia dais a vuestra práctica? ¿Cuánto anhelo tenéis por practicar y cuánto deseo por hacer otras cosas? ¿Qué es lo más importante en vuestra vida? ¿Queréis de verás transformar vuestra personalidad y mejorar vuestro estado interior o tan sólo os interesa mejorar vuestras condiciones exteriores? Recordad que si vosotros no mejoráis, ni vuestras condiciones, ni vuestro entorno pueden mejorar. A medida que mejoréis, nada de lo exterior os podrá hacer sufrir. Pero para esta mejora, primero aprended a entender vuestra Naturaleza Esencial, los diversos niveles de vuestra entidad y aprended a desarrollar control sobre vuestra mente y sus modificaciones.

Hay varios caminos para llegar a lo alto de la misma montaña. Hay varios modos y métodos para alcanzar la Plena Realización. El Camino de la Acción, que es el Camino del mundo, es tan perfecto como el Camino de la Renuncia. En el Camino de la Acción, el ser humano aprende a cumplir con sus deberes sin sentir apego. En el Camino de la Renuncia, aprende a dejar de creer que algo pueda ser suyo y dedica todo su tiempo y energía a la Auto-Realización, con una mente bien enfocada. Es un Camino muy difícil, es muy raro ser un verdadero renunciante. Tan sólo unos pocos afortunados pueden de verás andar por el filo de la navaja del Camino de la Renuncia porque es estrecho y difícil. Es más fácil a la vez que más corriente estar en el mundo, vivir en el mundo y sin embargo permanecer por encima del mismo. En realidad no hay diferencia, así que ni os critiquéis por quedaros en el mundo, ni penséis que así no podéis hacer nada. Aprended a disciplinaros, a organizaros, a entender vuestros recursos, a conocer vuestros potenciales y a tener una meta clara en la vida. Decid: "Todos mis recursos han de ser para mi meta".

El Camino de la aceptación os lleva al contentamiento. Este Camino de la aceptación es el

Camino del mundo, de la acción, el Camino del Karma. En él se aprende cómo vivir en el mundo exterior. Entended que sois ciudadanos de dos mundos, él que está en vosotros y él que os rodea. La cuestión es aprender a crear un puente entre ambos. No hay que perderse en el mundo exterior, sino desarrollarse hasta poder Realizar vuestro verdadero Ser. Para ello debéis dejar de identificaros con los objetos del mundo y con la mente. Llegaréis a entender la vida tal cual es, con todas sus corrientes y contracorrientes. Llegaréis a manteneros en vuestro Centro de Consciencia todo el tiempo.

La mayoría de la gente sigue el Camino de la Acción. Viven en el mundo que está lleno de problemas y también de encantos, tentaciones y atracciones y están constantemente aturdidos por las opiniones de los demás: unos dicen una cosa y otros la contraria. Os dejáis afectar por estas opiniones y eso es peligroso. Por otra parte si tratáis de aislaros y de dejar de oír las opiniones, esto puede ser egocentrismo e impedir vuestro crecimiento. Tenéis que evaluar las opiniones de los demás. Esta persona ¿habla por egoísmo, o no? Escuchad. Sin escuchar a los demás, no se puede vivir en el mundo. Lo que os sirve para vivir en el mundo no es "sannyasa", la renuncia, sino "vairagya", el no-apego.

# El Tirón de las Cuerdas del APEGO es Muy Fuerte

En ambos Caminos, se han de practicar dos cosas: la meditación y la filosofía del no-apego. Tanto en el Camino de la Renuncia, como en el de la Acción, para practicar la Verdad, para conocer los misterios de la vida y alcanzar su meta, hay que aprender *"vairagya"*: Si se practica con exactitud la filosofía del no-apego, puede uno liberarse de las influencias de todos los *vrittis* y alcanzar *Samadhi*.

*Vairagya* no os convierte en Swamis, ni os conduce a la filosofía de la Renuncia. Más bien os conduce a la filosofía de la Acción: cómo estar activo en el mundo y sin embargo no estar afectado. Voy a explicar la diferencia entre *"sannyasa"* (la renuncia) y *"vairagya"* (el no-apego). Un ser humano renuncia a su casa porque quiere ser un Swami, pero se acuerda de ella. Siempre está en su mente, la casa sigue allí y él está aquí. ¿Qué ha hecho? simplemente ha creado un espacio, esto es *"sannyasa"* o simple renuncia. En *"vairagya"* se vive en una casa donde sea que se esté, pero se permanece por encima. Por lo tanto *vairagya* es definitivamente algo más elevado que *sannyasa*. Es bueno practicar *sannyasa*, pero sin *vairagya*, no sirve para nada. Si un Swami que ha renunciado al mundo, no conoce la filosofía del no-apego, no llega a nada.

En el Camino de la Renuncia, se renuncia a todos los objetos y a todas las relaciones, a la familia, a las posesiones. Es muy difícil. Es fácil dejar tu casa y luego estar pensando en ella todo el tiempo. Esto es una emoción, pero no es una renuncia.

El apego es muy potente. Siempre es una tentación para el aspirante. "El tirón de las cuerdas del apego es muy fuerte". Cuando Buddha decidió renunciar a su casa, se levantó de noche para marcharse. Su mujer y su hijo dormían. Ya en la puerta se volvió para mirar la cara de su hijo. El apego tiró de él, tardó mucho en decidirse.

En el Camino de la Acción, el aspirante aprende a cumplir con los deberes que ha asumido. Antes de nacer, antes de venir a este mundo, un ser humano escoge venir en cierta familia, en cierta sociedad, luego ha de cumplir con los deberes correspondientes y ayudar a los demás. Si os casáis, portaos bien con vuestro cónyuge. Practicad la sinceridad y cuidad de vuestros hijos. Si no os casáis, estudiad y creced, entendiendo los valores de la vida. Sabed cuales son vuestros deberes y cómo cumplir con ellos. A veces, aunque sabéis muy bien cual es vuestro deber, vuestros hábitos son tan negativos que no os permiten cumplirlo de forma correcta. Hagáis lo que hagáis, que sea siempre bajo control. Si vuestro negocio es una carnicería, cortar y preparar la carne es vuestro deber. Observaos, observad cómo estáis y cuáles son vuestras circunstancias. Vuestro discernimiento os dirá cómo hacer las cosas.

Vuestra personalidad ha sido tejida por el diseño de vuestros hábitos y os habéis convertido en víctimas de vuestros hábitos. ¿Cómo cambiar esto? Seguid la filosofía de *vairagya* a base de practicarla. Nadie puede vivir feliz bajo la presión del miedo, del estrés y de la tensión. Esto no es vivir. Si practicáis la filosofía del no-apego, empezaréis a vivir felices. Empezad a practicar con la gente que tenéis cerca. Vuestro hogar debería ser un núcleo que emane amor. En casa, como no tenéis que protegeros, ni que sentiros inseguros, dad sin pensar y sin vacilación. Fuera de casa observad primero, pensad y luego actuad.

*Vairagya* significa que cumplís con vuestros deberes y que sin embargo no estáis apegados a sus contenidos. Así las enseñanzas de Patañjali son para los que viven en el mundo. Tened mucho cuidado de no utilizar la palabra *"sannyasa"*. Ningún ser humano puede vivir sin actuar y tiene que recoger los frutos de sus acciones. ¿Existe alguna religión que diga que no debéis cumplir con vuestros deberes? Todas las grandes culturas y religiones del mundo dicen: "Lo que siembres, eso recogerás". Es una Ley. Todos los seres humanos están obligados a actuar. De la mañana a la noche estáis actuando y recogiendo los frutos. No existe la libertad de no actuar. Incluso dormir es una acción, incluso un renunciante tiene que actuar. A lo que renuncia es a nombre, fama y propiedad, a todo lo directamente relacionado con él. No renuncia a enseñar a otros, a dar cariño o a aprender a ayudar a otros.

Cuando cumplís con vuestro deber, soléis convertiros en víctimas de este deber. Una mujer me dice: "Me tengo que ir a casa, Swamiji. Mi marido y mis hijos están en casa. He desatendido mi hogar", le digo que se siente, pero ella afirma: "No, tengo que hacer esto".

Este "tengo que hacer" os convierte en esclavos. No podéis vivir sin cumplir con vuestros deberes y sin embargo éstos os esclavizan. ¿No estáis hartos de esta situación? Lo estáis, pero: ¿Quién os ha creado este deber? Vosotros mismos habéis creado vuestra propia esclavitud. No la queréis y sin embargo la creáis y la llamáis vuestro deber. Mirad, hay otro camino que se llama Libertad. En vuestra vida práctica se os dice que cumpláis con vuestros deberes y que seáis libres. ¿Cómo? Si actuáis, recogeréis los frutos. Para que seáis libres, estos frutos han de ser ofrecidos a los demás, a vuestros seres más queridos para empezar, porque la caridad ha de manifestarse primero en casa.

He aquí otra cuestión: encontráis que es muy aburrido cumplir con vuestro deber. No sentís alegría. Os sentís como esclavos. ¿Qué hacer? La solución es lubricar vuestro deber con amor. Cualquier deber con el que cumplís sin amor crea un serio problema. Los seres humanos se contraen y van contra la ley de la expansión que se llama amor. Poseer significa contraer, amar significa expandir. Si realmente queréis aprender a vivir, aprended a cumplir con vuestros deberes con amor. Cread amor hacia vuestros deberes, cualesquiera que sean, y entonces no os producirán ni tensión, ni aburrimiento, ni esclavitud, ni estrés.

Creáis este estrés en vuestra vida porque no sabéis cómo cumplir con vuestros deberes y los consideráis una imposición. La única salida es aprender a amar vuestros deberes. Si tan sólo amáis los objetos de alegría y pensáis que vuestra pareja es un objeto, como vuestro hogar, vuestro mobiliario y otras cosas de la vida, no podréis nunca ser felices. Los seres humanos no son objetos. Aprended a amar a aquellas personas hacia quienes cumplís deberes y considerad todos los objetos del mundo como medios. No os apeguéis nunca a los medios porque los medios son tan sólo eso, medios. Los queréis porque os ayudan, pero si se convierten en obstáculos, ya no son útiles.

En el Camino del mundo, el Camino de la Iluminación a través de la Acción, aprended cómo cumplir con vuestros deberes con amor y sin apego a los objetos del mundo, ya que sólo son medios y ninguno os pertenece. Puesto que existen para vuestro uso, aprended a disfrutar de ellos como medios y ni os apeguéis a ellos ni los consideréis vuestros. Es este sentido de "yo" y "mío" lo que crea problemas. Cuando cumpláis con vuestros deberes con amor, no habrá estrés y seréis libres.

El primer punto es: no se puede dejar de actuar. El segundo punto es: todos los frutos de vuestras acciones han de ser ofrecidos a los demás. El tercer punto es: aprended a lubricar vuestros deberes con amor. Hay una fórmula. La acción hábil, llevada a cabo sin egoísmo, se convierte en un medio, una forma de adoración. Los que llevan a cabo sus acciones con amor y sin egoísmo están libres de la esclavitud de *Karma*.

Cuando actuéis, que sea con verdadero sentido del deber, con amor, con habilidad y sin apego. Podéis aprender a vivir en paz en este mundo, alcanzando la meta de vuestra vida en esta encarnación, en unos años, meses, días o incluso en un segundo. Todo depende de entender y practicar la filosofía de *vairagya*, el no-apego. Para practicar el no-apego no tenéis que dejar el mundo, ni que estar bajo cantidad de "no debo", ni que seguir una disciplina rígida, lo cual crea estrés y tensión. La auto-disciplina significa: orientar todas las capacidades y recursos que tenéis, hacia vuestra meta. Es algo especial que os ayuda a evitar que se desperdicien. Antes de seguir una disciplina, conviene entenderla. No os fabriquéis demasiadas reglas importantes, porque esto debilitaría vuestro poder de voluntad. Evitad decidir hacer algo y luego no terminarlo. Haced lo que habéis decidido, sin que nada ni nadie os lo impida. Debilitáis vuestro poder de voluntad si todo el tiempo decís "voy a hacer esto" y nunca lo llegáis a hacer. Cuando tomáis una resolución y no la lleváis a efecto, debilitáis vuestro poder de voluntad, no reforzáis vuestra determinación y no aplicáis vuestros recursos de forma coordinada. La razón de vuestro fracaso es que no ponéis vuestro pensamiento, palabra y acción a funcionar en armonía.

Si realmente queréis vivir felices en el mundo, tenéis que practicar *vairagya*. Recoger éxitos en el mundo exterior y tener medios económicos abundantes puede llegar a ser un problema para alguien que no conoce la filosofía del no-apego. San Bernardo decía: "Aprended a utilizar las cosas de este mundo, pero amad tan sólo a Dios". Esto es la filosofía del no-apego. El ser humano se equivoca al creer que el mundo entero es para él. Así engaña a los demás y cree que tiene éxito. Hay que llegar a un ten con ten, no abusando del mundo, ni dejando que el mundo abuse de vosotros. Es muy importante aprender la filosofía del no-apego.

Es un error creer que poseéis algo que no os pertenece y estar apegados a ello. Cuando algo no os pertenece ¿Qué derecho tenéis de estar apegados a ello? Esta posesividad no autorizada os empequeñece. Recordad esto: "*Agradezco al Señor todas las cosas de este mundo. Me ha dado lo mejor. Puedo hacer uso de ellas como medios, pero no las puedo poseer porque no son mías. No puedo crear ni una brizna de hierba. ¿Cómo*

*podría decir que algo es mío? Todas las cosas del mundo
están a mi disposición como medios, pero como no las
puedo poseer, no puedo tenerlas apego".*

¿Por qué creáis apegos? La respuesta es: porque
queréis poseer algo. Si veis algo agradable en casa de
vuestros vecinos, queréis tenerlo también. No os dais
cuenta de que esto os creará apego y disipará la energía
de vuestra mente.

La vida significa relaciones. Es como una
moneda con dos caras. Incluso un Swami que ha
renunciado al mundo y que no tiene ni hogar, ni
familia, ni nombre, ni fama, sigue teniendo relaciones.
Su cuerpo se relaciona con su mente, con su aliento,
con sus sentidos.

Muchos creéis que si practicáis el no-apego, no
podréis amar a vuestro cónyuge. Vairagya no significa
esto. Al contrario: le amaréis más, porque entenderéis
mejor la relación. Cuando entendéis que algo es débil,
no os apoyáis en ello con todo vuestro peso. Si veis
que algo es fuerte, os podéis apoyar con toda
confianza. Si no sabéis si algo es débil o fuerte y os
apoyáis, lo podéis romper. Eso mismo ocurre en
vuestras relaciones. Aquello que llamáis amor no es
tal, es deseo. El apego trae infelicidad; el no-apego
significa amor. El amor tiene dos características:
generosidad y libertad. El amor os enseña a dar sin
reserva y no os ata, no hace de nadie una víctima,
ofrece la libertad sin egoísmo. Si no os da libertad,
entonces no es amor. El amor siempre os permitirá
daros cuenta de la Realidad, de la Verdad.

Aprended a amar y a no estar apegado.

El no-apego, la filosofía del amor, es una de las
mayores filosofías de la cristiandad. Cristo dijo: "No

os apeguéis al cuerpo. Amad sólo el alma" A través del amor podéis alcanzar a Dios, pero no a través del amor a objetos. Hay dos clases de amor: el amor con objeto y el amor sin objeto. ¿Necesitáis un objeto para amar? El marido necesita el cuerpo de su mujer para amarla y ella el de él; un niño necesita los cuerpos de sus padres para amarles. Esto se llama amor con objeto. Pero todos los objetos cambian, se deterioran, se mueren. Un hombre se casa con una mujer hermosa; de repente, por una enfermedad o un accidente, se vuelve fea. Si entonces la deja por otra ¿La quería? La respuesta es sencilla: no. Fue el deseo lo que le impulsó a casarse, pero por desgracia a esto se le suele llamar amor.

La indiferencia no es lo mismo que el no-apego. La indiferencia es ausencia de interés y de cuidado. El no-apego es conocimiento y significa amar. Cuando un ser humano se harta de otro, se vuelve indiferente. No encontrando la manera de mejorar la relación, se vuelve indiferente. El otro siente esta indiferencia. El no-apego significa que apreciáis lo que tenéis alrededor porque os ha sido dado por Dios y sabéis que no es vuestro. El apego os hace creer que las cosas que os rodean os pertenecen y no tenéis conocimiento de quien os las ha dado.

Si todas las cosas cambian y se van rápidamente ¿cómo podréis vivir en el mundo? Primero debéis ser conscientes de que habéis venido al mundo a jugar un papel particular. Si un ser humano es mujer, no debe jugar el papel de hombre. Podría jugarlo, y de forma muy eficiente, pero tal vez no sería bueno para ella, pues asume una relación que no es útil. Lo mismo se puede decir de un hombre. Si todos aprendiéramos a jugar nuestros papeles de forma correcta, el mundo podría transformarse. Esto puede ocurrir con la filosofía del no-apego que es amor verdadero. Para amar a los demás, primero tenéis que aprender a amaros a vosotros mismos. Si no os amáis, no podéis amar a nadie. Gandhi dijo: "Siempre digo que me amo. No porque sea una criatura particular, sino porque Dios está en mí".

Cada uno de vosotros es un templo vivo. El Infinito reside en este templo vivo móvil ¿No es una maravilla y el mayor de todos los milagros que lo Inmortal resida en un cuerpo finito y mortal? Lo Infinito reside dentro de lo finito. Donde sea que lo finito vaya, acarrea lo Infinito. Es por eso que se considera lo finito como algo grande. De otro modo, lo finito es irreal, puesto que está sujeto a cambio, deterioro y muerte. Su nombre y forma cambian y tan sólo tienen significado porque contienen lo Infinito. Nadie quiere guardar en casa un cuerpo donde ya no habita lo Infinito, porque se descompone y huele mal. Nadie dice a este cuerpo sin vida: "es mi padre". Así que acepta que se lo lleven porque lo Infinito ya no está dentro. Meten a ese cuerpo sin vida en un ataúd y lo entierran.

Sois santuarios del Señor de la Vida. Deberíais ser plenamente conscientes de esta realidad: que lo Más Grande reside en vosotros. Mientras un ser humano no se percata de esto, permanece inseguro y cercado por el miedo. Cuanto más miedo tiene un ser humano, más alejado está de la Verdad. Hay que ganar en confianza. Una madre debería enseñar a su hijo, diciéndole: "Eres Atman. Eres grande. No estés triste. No hay ningún motivo para que tengas miedo. Vas a ser grande, vas a servir al mundo. Eres un miembro del Universo Divino. Dios está siempre dentro de ti y de todas tus acciones".

Sois recipientes finitos que llevan al Infinito dentro. Sois grandes y valiosos porque dentro de vosotros se halla el Infinito. Sois completos, independientemente de cuanto os condenéis o de lo que otros digan acerca de vosotros. El Infinito reside en vosotros y sin el Infinito no sois nada. El Infinito va donde vais y sigue cuando os equivocáis. Si Dios está en todas partes, entonces también está en vosotros. ¿Por qué tener miedo entonces? Simplemente no os habéis dado cuenta de ello, y no os habéis dado cuenta porque hay algo entre vosotros y la Realidad infinita que está en vosotros. Hay muchas barreras que cruzar antes de alcanzar la fuente de la Vida y de la Luz que está en vosotros. No estáis preparados para aceptar que Dios puede vivir en una persona tan pequeña, que tiene tantos fallos y debilidades. Vuestra mente crea una barrera. Vuestro pensar no os permite ir más allá y hay un poder que impulsa vuestra mente a pensar. ¿Por qué no os percatáis de este poder? ¿Por qué decís que la luz del sol, de la luna, de las estrellas es maravillosa y no veis la Luz que está en vosotros? Decíos: "Soy el Santuario Viviente del Señor. Donde voy, Él va conmigo. Soy grande porque Soy Él Mismo". Y esto será una vivencia real si constantemente sois conscientes de la Realidad de vuestro Ser. Entonces podréis disfrutar de la vida. Aprended a Trabajar con vuestra mente. Cuándo empecéis a Trabajar sobre vosotros ¿Quién podrá parar vuestro progreso? Cuándo empecéis a observaros, intentad entender vuestra vida interior, vuestros miedos, vuestros hábitos, el modo en que vuestra mente está atrapada.

Trabajar sobre la mente significa Trabajar con vuestros samskaras que están en el inconsciente. Aprended a ser atrevidos y valientes para tener poder sobre las impresiones del pasado que se presentan para turbaros. Si vuestros samskaras, vuestros Karmas, os fuerzan a hacer algo, no podéis escapar. Si resistís, tan sólo os creáis más conflicto. Tan sólo tenéis que sondear este nivel de la vida, observar y entender, de esta manera lo superaréis.

¿Cómo podéis funcionar en el mundo, ser perfectos y libres? El símbolo del yoga es la flor de loto que crece en el agua, pero sus hojas no están afectadas por el agua. Si mantenéis el recuerdo de que habéis venido por un tiempo y que luego os iréis, nada os afectará ¿Para qué apegaros a las cosas del mundo? Mientras están, utilizadlas. Cuando no estén, no lo lamentéis. Si recordáis esto, no estaréis tristes. El mundo nunca os entristecerá. Es el apego a las cosas del mundo lo que os entristece. Si aprendéis la técnica de vivir en el mundo y sin embargo de permanecer por encima del mundo, no pensaréis que sois incompletos ni incompetentes. Tenéis dentro de vosotros todos los recursos. A base de utilizar los medios que el mundo exterior ofrece, junto con los recursos y potenciales que tenéis, podéis alcanzar aquello que se llama "*moksha*", la Liberación o Plena Realización. Aprended a vivir en el mundo, pero no os permitáis ser de este mundo. Entonces podréis andar sobre la tierra tal cual Cristo y Moisés andaban.

El yoga enseña la filosofía de la integración en la vida. Si utilizáis cada uno de vuestros dedos por separado, no tienen fuerza, pero si los utilizáis juntos, son fuertes. El pilar de la integración en la vida es "*vairagya*" Aprended esto independientemente de si creéis en Dios o no. *Vairagya* no es escaparse del mundo, sino mirar la vida a la cara. Un padre y un hijo saben que un día uno de los dos se irá. Sabiendo esto ¿por qué llorar? Un poeta dijo: "Separarse es un día de encuentro. Separarse es un día de fiesta. Celebrémoslo". En algunas culturas nadie llora ni se pone de luto cuando alguien se muere. Tocan el tambor y cantan camino del cementerio. Para ellos la muerte no es algo feo, es una fiesta. Nada dura para siempre. Si estáis tristes y seguís pensando obsesivamente en alguien después de su muerte, podéis de forma inconsciente crearle problemas a esta persona. Si amáis a alguien, dejadle ser feliz dónde sea que esté. Sentid alegría por él, no tristeza. El que se muere nunca está triste, el que se queda está triste porque es egoísta. No tengáis miedo a la muerte. Así como os tomáis un descanso, la muerte os da este descanso. No es bueno temer la muerte. Y el miedo aumenta si no se practica *vairagya*.

El alma que intenta cruzar el pantano de la ilusión e ir hacia lo Eterno, tiene dos alas: *abhyasa* y *vairagya*. El yoga no es posible si no aprendéis los dos. No importa que estéis en el Camino de la Acción o en el de la Renuncia. Podéis alcanzar la Plena Realización si entendéis el propósito de la vida y si sois conscientes del Centro interior de forma constante. El Ser es el Centro, la Fuente. Cuando conozcáis vuestro Verdadero Ser, conoceréis al Ser de todo y entonces os liberaréis de la mezquindad de la estrechez mental y ya no podréis odiar a nadie. El Ser incluye a todos y no excluye a nadie. En lo hondo de vuestra entidad se halla esta Fuente que es el Ser de todo y de todos. Cuando aprendáis a dirigir vuestra mente hacia dentro y a sondear las fronteras que os habéis creado, descubriréis un Amor que lo abarca todo. Este Amor emanará de vuestros pensamientos, palabras y obras.

# Primero MERECED y Luego Desead

A menudo la gente viene a mí para tener Conocimiento al instante y *Samadhi* de inmediato. Dicen: "yo no quiero hacer nada. Por favor, Swamiji, deme "*ashirvad*" (bendición)". Dejadme deciros que *Samadhi* no es cuestión de un instante. La Iluminación repentina no existe. Mucha gente cree que un gurú les bendice y ya entran en *Samadhi*. Esto no puede ocurrir. Mucha gente quisiera que esto ocurriera así, para ahorrarse toda la preparación y los consiguientes esfuerzos. Si alguien tuviera el poder de despertar el poder dormido de la *Shakti*, la fuerza primordial de la *Kundalini*, ¿cómo podría soportarlo sin estar preparado? En el Camino de "*Sadhana*", la práctica espiritual, la preparación es absolutamente necesaria. Esto no significa hacer esfuerzos físicos. La preparación significa ser consciente poco a poco de otro nivel de Consciencia.

Hace muchos años, cuando tenía veintisiete años, después de mucho Trabajo, me enfrenté a mi Maestro. No podía alcanzar Samadhi. Le pedí: "por favor, dame Samadhi"

Él contestó: "Todavía no estás preparado. Si vierto una jarra de agua en un vaso pequeño, de nada sirve. Por favor, tráeme un vaso."

Lo hice y él dijo: "Dámelo y cierra los ojos". Hizo un agujero en el vaso y echó leche dentro. Naturalmente la leche no se quedaba en el vaso. "Pero ¿qué haces?" le pregunté. Él contestó. "Te estoy enseñando, pero tu cabeza es como este vaso. Como está llena de agujeros no retiene nada".

"Primero mereced y luego desead". Queréis hacer lo que queréis y pensar del modo que pensáis. Entendéis sólo lo que queréis entender. Estáis constantemente presos de necesidades y de deseos y de esta manera os encontráis bajo su dominio. ¿Cómo podéis ser felices? Vuestros deseos os perturban, es muy difícil atravesar este límite. Los seres humanos no pueden entender cómo vivir sin deseos. Pero ¿de qué sirven? El deseo es diferente de la necesidad y la necesidad es diferente del mínimo imprescindible. Las necesidades humanas son muy pocas, los deseos humanos son millones. Si se trata de cubrir las necesidades, puede haber confort para todos. Pero si en realidad se trata de satisfacer los deseos humanos, entonces es un pozo sin fondo. Si un ser humano sólo busca cubrir sus necesidades, no tiene problemas. Pero en vez de eso tiene un deseo tras otro y nunca los puede satisfacer todos.

La tristeza proviene de un deseo que no ha sido satisfecho. Todos mis deseos se han cumplido y no estoy triste. Ello es debido a que no soy tan tonto como para tener un deseo que no se puede satisfacer. Un día me planteé: "¿Por qué tener un deseo que me puede crear tantos problemas? No quiero nada que cree problemas. Si necesito algo lo voy a tener ¿por qué mantener un deseo y ponerme triste?" Así que me paré y comprendí que desear no conduce a la satisfacción. Desde entonces nada ni nadie me puede entristecer. La tristeza proviene de una filosofía errónea de la vida: Vivir mal, pensar mal y desear mal. No puedo estar triste porque estoy aquí para alegrar a los demás. Si me pongo triste, nadie me puede hacer feliz. La voz del silencio viene de dentro. No hemos nacido para estar tristes. Así que no hay sitio en la vida para la tristeza si recordáis de veras que el Centro de Amor y de Luz está dentro de vosotros. Si consideráis toda vuestra vida, descubriréis que tenéis muy poco tiempo. No dejéis que la tristeza os robe este tiempo. Tenéis todo lo que necesitáis: casa, familia, dinero, prestigio, y sin embargo no sois felices. Tenéis que dedicar todo lo que tenéis a algo más elevado que se llama la Felicidad Verdadera. La Felicidad Verdadera es un estado de quietud en el cual no dejáis que nada ni nadie perturbe vuestra mente.

Un día mi Maestro me dijo: "Hay un mantra que no te he dado y quiero dártelo ahora"

Me sentí triste y le dije: "Me has escondido cosas".

Él contestó: "¡Eh, venga! ¡Despierta! Eencima de todos los mantras que te he dado, finalmente te doy otro. No importa dónde vivas, dónde vayas, ni en qué condición estés, incluso si lloras de pena y de dolor, recuerda mis palabras: aprende a ser feliz.

Nadie puede hacerte feliz. Nadie tiene el
poder de insertar felicidad, no hay medicina
que haga ser feliz. Has de aprender a hacerte
feliz a ti mismo. Dónde sea que estés, aprende
a ser feliz".

La Felicidad es un estado libre de toda pena y
pesar. No es algo que tengáis que alcanzar. Estáis
trabajando y hacéis esfuerzos para alcanzar metas
materiales. Pero la Felicidad no es eso, la Felicidad
está dentro de vosotros, no fuera. El mundo exterior
os distrae y disipa vuestra energía. El mundo exterior
nunca ha dado la Felicidad a nadie, pero no se le puede
evitar.

Si os preparáis para recibir el Conocimiento más
elevado, entonces lo merecéis. Merecer significa
aumentar vuestra capacidad. Queréis poner todo el
océano en un cubo. El océano está allí, lo podéis tener,
pero no tenéis la capacidad. Cuando lo merezcáis,
tendréis la capacidad. El Señor – la Realidad, la
Verdad - está siempre dentro de vosotros, sólo tenéis
que daros cuenta de ello. Podéis hacer esfuerzos
sinceros de Trabajo sobre vosotros mismos. Que
vuestros fallos no os desanimen. Cuando hagáis
esfuerzos sinceros y empecéis a practicar, encontraréis
la Luz en el Camino. La Luz misma os guiará, es la
Luz de la Consciencia que está dentro de vosotros. Si
ignoráis esta Luz, entonces el guía exterior, el profesor,
no os será de ninguna utilidad. Hasta puede llegar a
desviaros, porque, como cada individuo, tiene sus
propias nociones y él también se basa en ellas.

¿Sabéis lo que significa un guía? La palabra "gurú" ha sido vulgarizada y se usa mal. No dependáis mucho de los guías, es mejor prepararse y permanecer despiertos. Las Escrituras aconsejan despertar del profundo sueño de la ignorancia. No cerréis nunca la puerta al aprendizaje. El día en que cerráis esta puerta os convertís en ego, ego y ego. En los Himalayas el profesor examina al estudiante y el estudiante al profesor. Cuando mi Maestro me mandó a varios profesores me dijo: "El profesor que puede sentarse en quietud mucho tiempo es un buen profesor porque ha practicado algo. Escúchale. Si cambia su postura muchas veces en cinco minutos, no pierdas tu tiempo con él".

Las grandes Escrituras han explicado ciertos signos y síntomas. Las Escrituras ayudan a los estudiantes a saber quien es un buen profesor para que no pierdan su tiempo. Si no ¿de qué sirve un profesor? Supongamos que queréis ir a Nueva York, entonces le preguntáis a Swami Rama para que os oriente y él os dice: "id por aquí". En el camino os encontráis a otro Maestro que dice: "Éste no sabe nada, id por allí". Luego os encontráis con un tercero que os dice: "Ambos son tontos. Id por éste otro lado". Así perderéis años y no lograréis llegar a ninguna parte. La palabra "profesor" significa "Conocimiento". A lo que hay que seguir es al Conocimiento y no a la personalidad individual del profesor. Lo que tiene importancia es el aprendizaje y no el individuo que lo imparte. Los profesores a veces complican las cosas y la ciencia del yoga sufre por ello. Si cada profesor dice: "este es mi método", el estudiante cae en la confusión. Al final puede descubrir que su mente, su tiempo y su bolsillo han sufrido un robo.

Cuando os dais cuenta de la Luz interior, y esta Luz os revela la Verdad, ya nadie os puede engañar. Los profesores van y vienen. De vuestro profesor exterior, coged tan sólo lo que os resulte útil y dejad lo que os resulta inútil. No cabe duda de que necesitáis un profesor, un guía, para profundizar en el Camino. Nunca os diré que no busquéis ni aprendáis de otros, ni que no leáis libros. Los profesores sirven para inspiraros y ayudaros a daros cuenta de la Realidad que habéis olvidado. Este es su papel y no otro. No hace falta cambiar de forma: los cristianos no han de convertirse en hinduistas, ni los hinduistas en budistas, ni éstos en otra cosa. Cada uno se puede quedar en lo que está y no crearse nuevos problemas.

Un mal conocido es mejor que uno por conocer. De este modo intentad hacer que vuestra vida sea feliz dónde sea que estéis. La ciencia del yoga os dice que vayáis hasta los niveles más profundos de vuestra entidad y que la Luz que ya está en vosotros os guíe y os conduzca en la oscuridad. Si entendéis esta Luz interior, si la conocéis, no necesitaréis guía exterior. Aprended a quedaros en la oscuridad, de esta manera veréis la Luz, pero no la luz superficial que puede crearos problemas e impediros ver la Luz interior. Cuando empecéis a andar el Camino no encontraréis problemas, porque la Luz está y estará en vosotros. Esta Luz brilla de dentro hacia fuera. Cuando miro vuestras caras, las encuentro diferentes a causa de la Luz en mí que tiene el poder de discernir. Esta Luz puede discernir, entender y saber. Es más elevada que la luz del sol, de la luna o de las estrellas. Por eso los seres humanos son superiores a todas las luces que brillan alrededor. En la luz del sol, de la luna o de las estrellas no hay discernimiento. En cambio la Luz que está en vosotros tiene el poder de discernir. Podéis utilizar esta Luz para ver los rincones más oscuros de vuestra entidad. El propósito de un guía, gurú o profesor es ayudaros a conocer esta Luz.

Ha habido casos de Iluminación repentina e instantánea, como el de Pablo en el Camino de Damasco. ¿Creéis que esto ha ocurrido de repente? Eso no es posible. ¿Por qué no se convierten en Pablo todos los hombres? Seguramente en el fondo de su corazón Pablo anhelaba la Verdad. Debió de tener siempre el anhelo de transformar su personalidad. En el Camino Divino, el anhelo es una motivación muy potente. Cuando Pablo se hartó de la vida criminal que llevaba, el anhelo surgió y le motivó. Empezó el camino hacia Damasco con la mente enfocada en la purificación. Al enfocar su mente, toda su energía fluyó hacia su Centro de Consciencia y entonces fue Iluminado. Si os percatáis de que toda vuestra vida es para transformar vuestra personalidad, si tenéis constantemente este pensamiento, nada puede parar vuestro progreso. El anhelo no es parte de la voluntad. Anhelo y voluntad son dos cosas diferentes. Si vuestro anhelo es único, si todos vuestros deseos están sumergidos por este anhelo único, entonces podréis alcanzar *Samadhi*.

A veces el anhelo espiritual también puede causar problemas. Si la llama de este anhelo brilla en vosotros, pero no estáis actuando según su llamada, os llenaréis de inquietud y sufriréis bastante por ello. El anhelo está, pero no estáis Trabajando sobre vosotros e ignoráis la tarea principal, el propósito de la vida. Si tenéis el anhelo espiritual de alcanzar la Realidad y no dirigís toda vuestra energía en esta dirección, experimentaréis depresión. Os condenaréis a vosotros mismos y pensaréis que vuestra vida no sirve para nada, que habéis desperdiciado vuestro tiempo.

Empezad a estudiar lo que dicen los sabios y las Escrituras que vienen de estos grandes hombres que realmente practicaron, os será de gran ayuda. La devoción tonta no es buena. En Sánscrito la palabra devoción es "*bhakti*". *Bhakti* es un compendio de "*prem*" y de "*shraddha*", amor y devoción, amor y reverencia. "*Bhava*" significa: emoción controlada. Cuando sepáis cómo Trabajar con el intelecto y con la emoción, con ambos, entonces llegaréis a la intuición. Esto se puede explicar con un símil:

Dos personas iban por un mismo camino. Uno era ciego y el otro tullido. El tullido le preguntó al ciego: "¿Dónde vas?". "Voy por este camino" contestó el ciego. "yo, también pero estoy tullido". Finalmente acordaron ir juntos. El ciego tenía buenas piernas y cogió al tullido, que veía bien sobre sus hombros y así, el camino les resultó fácil.

La mente y el corazón han de convertirse en uno. El corazón es el centro de las emociones; la mente es el centro de los pensamientos. Cuando se combinan emoción e intelecto, entonces se Trabaja con *bhava*, la devoción. La devoción es la combinación de dos cosas. Cuando se quiere a alguien, no se le tiene devoción en cambio, si se ama a Dios, siempre es con devoción. Hay muchísima diferencia. Devoción significa "amor más reverencia". *Bhava* es un estado en el cual se canalizan las emociones hacia el propósito más elevado de la vida. Si canalizáis vuestras emociones en esta única dirección, podréis alcanzar el éxtasis. Cuando toda vuestra entidad entra de forma espontánea en un estado de quietud a través de la música, del arte o de este algo que hace que vuestra mente se enfoque, podéis tener experiencia del Conocimiento Supremo. En este estado la mente deja de funcionar, deja de intervenir, de razonar. Si el mundo emocional está dirigido de forma correcta, es una fuente de Conocimiento.

Se alcanza la Iluminación a través de la devoción hacia el Espíritu. Al sentir devoción por las cosas del mundo, el ser humano se queda en el mundo. Puesto que ésta es su elección, es lo que obtiene. La devoción es algo muy potente. Con la ayuda de la devoción al mundo Divino, se llega a la Iluminación. "Iluminación significa: Espiritualidad, Plena Realización": Lo Divino en vosotros os da la Libertad. Recordad que no sois tan sólo cuerpo, sentidos y mente. Lo Divino está en vosotros. Cuando esto sea para vosotros una realidad obvia, estaréis plenamente Realizados. La Iluminación o Plena Realización espiritual significa la liberación del sufrimiento a todos los niveles.

La Consciencia no se despierta de repente, requiere esfuerzos sinceros. Si ya habéis hecho esfuerzos y no sabéis qué más hacer, llegará la Gracia, no os preocupéis. El mayor poder del mundo es el Divino Poder de la Gracia. Llega cuando estáis preparados, cuando habéis cumplido con vuestros deberes y habéis satisfecho todos los requisitos preliminares. La Gracia llega y llena el vacío que está en toda vida humana. Entonces encontraréis una alegría desbordante porque habéis Trabajado. De no ser así, no experimentaríais ninguna alegría. Sólo porque hay suficientes esfuerzos sinceros, os puede llegar la Gracia, como le llegó a San Pablo en el Camino de Damasco. Esta Gracia Divina es la fuerza ascendente y os llevará al otro lado del río de la vida.

A veces la naturaleza pone a prueba nuestra sankalpa Shakti, nuestra determinación. Mi Maestro me dijo: "Si puedes permanecer sentado en la misma postura durante cuatro horas y treinta y seis minutos, estarás en Samadhi".

Podía permanecer sentado durante más de cinco horas, pero no alcanzaba Samadhi. Me dije: "O me equivoco, o es mi Maestro el que se equivoca".

Le pregunté a Nirvanji quién estaba equivocado y me dijo: "ni tu Maestro, ni tú. Es tu método el que está equivocado". Me lo quiso explicar, pero yo no le hice caso. Pensé de mi Maestro: "Este hombre ha destrozado mi vida". Mis amigos me escribían que se iban al cine, al teatro, a bailar y encontraban que era terrible eso de vivir en una cueva en los Himalayas, leyendo, escribiendo y meditando. También querían que compartiera con ellos mis experiencias. Pero no tenía nada que compartir porque era un estudiante que estaba en la fase de experimentar. Al contestar solía preguntarles cómo se sentían ellos en la vida que llevaban y qué es lo que alcanzaban.

Un día me ofusqué tanto que, en vez de meditar, estuve toda la noche pensando en suicidarme al día siguiente. Por la mañana fui a ver a mi Maestro. Cuando uno está disgustado y desilusionado a causa de sus propias debilidades, se vuelve ciego. Le dije:

"Ya no quiero nada contigo. Ya no eres mi Maestro ni nada para mí".

Él me miró: "¿Qué te pasa? Toda la noche has tenido este solo pensamiento de suicidarte y como le has dado mucha fuerza, esta idea te está controlando y cegando".

Le contesté: "Qué tú entres en Samadhi no me da a mí ninguna sabiduría. Me dijiste que si me sentaba en una misma postura cuatro horas y treinta y seis minutos sin moverme, entraría en Samadhi. Estoy cinco horas y no ocurre nada. Me lo prometiste y ahora escapas. Quiero Samadhi o me voy a suicidar tirándome al Ganjes".

"Vale, dijo él, hazlo".

Esto me dolió. Mi padre, mi Maestro, diciéndome que vale, que me suicide. Até un extremo de cuerda a una roca y el otro extremo a mi cintura para no flotar. "¡Qué buena idea!" dijo él. Pensé: "decía que me quería, pero no me quiere nada".

A veces uno es tan egoísta que se puede matar con tal de conservar su egoísmo.

Le dije "adiós" y avancé hacia el río. Cuando vio mi determinación dijo: "¡Espera! Siéntate". Luego tan sólo me tocó la frente y durante nueve horas no sé lo que me pasó. Permanecí sentado sin saber dónde estaba. Cuando salí de ese estado estaba feliz. No me es difícil volver a este estado. ¿Qué hizo él? En aquel momento mi mente estaba totalmente enfocada y quería sólo una cosa: Samadhi. Ahora es todo lo que tengo: me puedo sentar durante nueve horas sin

problemas, sin molestias y en completa
felicidad.

Esto es *shaktipata*, que un Maestro puede dar a
sus discípulos cuando están preparados. La fuerza
descendente, la Gracia, llega cuando se han preparado
y han utilizado todos sus potenciales humanos. ¿Qué
es este toque? Es la fuerza descendente o Gracia. Pero
hay que prepararse para recibirla.

Un gurú es aquel que ha disipado la oscuridad
de su mente y de su corazón. El gurú conoce los
misterios de la vida de aquí y de más allá, y lo que el
mundo en verdad significa. Sabe la diferencia entre
el pequeño yo y el verdadero Ser. Un Maestro tiene el
poder de conducir a los estudiantes que están
preparados, que tienen el anhelo y cuya lámpara está
lista. Sólo enciende la lámpara con su toque. Este
toque es importante. Pocos pueden darlo.

¿Dónde está el sitio de la Gracia si la ley es la
igualdad? Cuando hayáis hecho todos los esfuerzos
posibles en pensamiento, palabra y acción, incluso
entonces, puede que no lo logréis. Entonces vuestro
llanto es como el de Kanva, un gran rishi de los Vedas.
Se le llama Kanva porque solía llorar con amargura:
"Señor, he hecho todos los esfuerzos y no he
alcanzado nada". De repente su campo mental se
expandió y llegó más allá del inconsciente, al reino
de la Suprema Paz y Bienaventuranza interior.

La mayoría de los seres humanos creen en Dios
según su conveniencia. Cuando quieren algo y no lo
obtienen se acuerdan de él y cuando reciben ayuda le

olvidan. La Gracia de los esfuerzos humanos se llama la Gracia ascendente. Cuando la Gracia descendente se encuentra con la Gracia ascendente esto se llama *"Kripa"*, la Bendición. La Gracia juega un importante papel en nuestra vida. Hay cuatro formas de Gracia. La Gracia de Dios es por supuesto la mayor; la Gracia del profesor también es importante. Hay también la Gracia de las Escrituras cuando se estudian y finalmente la Gracia del propio Ser. Si no se tiene la Gracia del propio Ser, las otras tres son inoperantes.

Mi Maestro me dijo: "No he dejado de enseñarte, pero no asimilas. Tienes mi Gracia, tienes la Gracia de Dios y tienes la de otros swamis y la de las Escrituras. Pero lo que te falta es tu propia Gracia".

Todo ser humano que pone toda la responsabilidad en Dios, hace dejación de su propia responsabilidad e invalida sus potenciales humanos. Si un ser humano se niega a cumplir con sus deberes y luego dice: "Dios lo hará por mí", está completamente equivocado. No está utilizando los dones que ha recibido. Cuando no se hacen esfuerzos y se cree en Dios, de poco sirve esta creencia. Cuando un ser humano no utiliza los dones que Dios le ha dado, se empobrece. Si se le dan ojos pero los cierra y se pone a caminar, se cae porque no utiliza sus recursos.

Los potenciales humanos son inmensos. Cuando los descubráis, sabréis que tenéis un tremendo poder. Cuanto más exploréis, más asombrados estaréis y más seguros estaréis de que no sois tan pequeños como pensáis. Dejáis vuestro progreso en manos del Señor y pensáis que no tenéis por que hacer esfuerzos humanos. No os dais cuenta de que vuestra Iluminación no está en manos del Señor, sino en vuestras manos. ¿Hasta dónde os pueden llevar y ayudar vuestros esfuerzos humanos? Podéis llegar a ser un ser humano perfecto, es decir uno que ha alcanzado el estado de Samadhi, el nivel más elevado de Consciencia. La Consciencia es esta Luz amorosa que fluye de forma espontánea en varios grados y niveles y que os capacita para saber, ver y entender cosas en el mundo exterior. La Consciencia es la expresión más fina, la manifestación más obvia de la Realidad Absoluta que está en todos nosotros. La gente se cree que hay estados de Consciencia como hay estados de la mente. Pero no es así, porque la Consciencia es singular. No puede haber varios estados de Consciencia, pero sí hay varios niveles. Cuando la mente empieza a viajar entre los diferentes niveles, entonces sabe que a un nivel la Consciencia es difusa y luego se vuelve más clara, finalmente va hacia más y más perfección. Tales son los niveles. Pero no es verdad que la Consciencia sea un estado mental. La mente es algo diferente de la Consciencia. En Sánscrito, la Consciencia se llama "*Chetana*", La mente es un viajero que quiere llegar al nivel más elevado de Consciencia. Cuando se purifica la mente y se la enfoca, entonces alcanza este nivel de Consciencia. Algunos libros describen que fluye en ambas direcciones- hacia la oscuridad, abajo, y hacia la Luz, arriba. Dejad vuestra mente ir hacia la Luz y conoceréis el nivel más elevado de Consciencia.

# Una vez que el Río ha Encontrado el OCÉANO, No Hay Vuelta Atrás.

Cuándo alcancéis el estado de Samadhi ¿Qué os va a ocurrir? Ese día, no sólo dejaréis de identificaros con los objetos del mundo, sino que además os estableceréis en vuestra Naturaleza Esencial. Seréis yoguis. Vuestros pensamientos, palabras y acciones estarán guiados por la pura Consciencia y ya no cometeréis errores. Dejaréis de dañar a los demás y a vosotros. Seréis más activos y dinámicos. Dejaréis el egoísmo y entenderéis el significado de la vida. Habiendo alcanzado el más alto nivel de quietud, ya no estaréis afectados por las situaciones turbulentas del mundo.

Muchos os preguntaréis si, habiendo alcanzado Samadhi, se puede seguir teniendo vida conyugal. Desde luego que sí. Podréis seguir perfectamente en la vida mundana. Todos los grandes richis estaban casados. Vivieron largas vidas y fueron grandes Maestros. No es fácil permanecer solteros. Tuve cinco profesores y todos estaban casados.

Mi Maestro me envió a estudiar y a practicar yoga con un hombre casado, un "grihasta"

y no con un Swami. De un Swami se puede aprender los Vedas y su sabiduría pero no se puede aprender Yoga, a no ser que lo haya aprendido de una fuente correcta. Este profesor estaba cerca de Ghazipur, un sitio que visito cada vez que puedo. De Benarés yendo hacia Ballia hay un sitio llamado Tiwadipur. Esto es mi verdadero templo en la India.

Este gran hombre tenía tres hijos y dos hijas. Tenía un gurú que le había enseñado el sistema Yoga de Patañjali y naturalmente meditaba. Se llamaba Anandapandiji. Me quedé con él y aprendí de él. Anandapandiji tenía una cabaña al borde del Ganjes. Este se desborda muy a menudo y entonces es devastador. La India tiene tres estaciones: el invierno, el verano y la estación de lluvias, durante la cual llueve sin cesar. Cuando llegó esta estación, él me dijo: "ahora hijo, voy a dedicar todo mi tiempo a estar en Samadhi". Tenía sesenta y seis años. "Puedes irte y volver después de algún tiempo. Cierra la puerta y déjame solo. No necesito ni comida, ni agua, ni nada"

Tenía esta sabiduría que llamamos "*jada Samadhi*": cuando se tiene poco que ver con el cuerpo y se permanece en el mundo, pero por encima del mundo. ¿Qué ocurrió? Al día siguiente la riada se llevó la cabaña. Esta crecida del río duró siete días seguidos y yo estaba preocupadísimo. Le busqué y finalmente le encontré a treinta y seis millas de allí, sentado bajo un árbol y medio hundido en el barro. Seguía en Samadhi. Me

lo llevé a otra cabaña más alejada y después
de tres meses abrió los ojos.

Tenía cinco hijos. No es necesario ser un
sacerdote ni un Swami, ni dejar el mundo, ni ignorar
los propios deberes. Lo importante es regular la vida,
cumplir correctamente con los deberes, entender los
propios niveles de energía, entender por qué hablas y
cuánto trabajo puedes hacer. ¿Haces más de lo que
puedes o te estás volviendo vago? ¿Respondes como
debes? Si entiendes algo del mundo exterior, tendrás
suficiente tiempo y podrás conocer y alcanzar
Samadhi. Hay un Samadhi que se llama negativo.
Cuando se está en profunda agonía se puede llegar a
un estado parecido a Samadhi, pero que no es
Samadhi, hay demasiada preocupación. Mucha gente
entra en coma, pero no están en Samadhi.

A veces se puede pensar que se está en Samadhi
porque se pierde la consciencia del cuerpo y de la
individualidad. Esto puede ocurrir después de recibir
un buen puñetazo, pero no es Samadhi. En un estado
de clarividencia tampoco se está en *Samadhi* porque
no se está en contacto con la Realidad. En *Samadhi* se
es uno con la Realidad.

Una vez estuve en Ceylan tres meses y
cuando volví a Rishikesh donde ya tenía mi
ashram, encontré allí "un gran Swami".
Había por su causa muchos tenderetes
nuevos donde vendían objetos de culto.

Pregunté qué había pasado y me dijeron que
había venido un gran sabio.

Cuando le vi, le reconocí, era el lavandero.
Tan sólo tenía un burro, era su única
posesión. Lo había perdido y fue tal su
disgusto que se volvió completamente
inconsciente. La gente pensó que estaba en
*Samadhi*. Los que quisieron explotar la
circunstancia se hicieron sus discípulos, y
empezaron a adorarle y a sacarles dinero a
los demás.

Permaneció en este estado durante siete días.
En el momento en que salió de este estado, la
gente pensó que palabras de gran sabiduría
saldrían de sus labios. Pero ¿Sabéis lo que
dijo? Dijo: "¿dónde está mi burro?"

A menudo se compara *Samadhi* con el estado
de sueño, se considera que ambos están muy
cercanos. Si de veras queréis entender algo acerca de
*Samadhi*, primero tratad de entender el estado del
sueño. Hay una fina frontera entre ambos. Durante
el sueño estáis muy cerca de la Realidad, sin embargo
no os dais cuenta de ello. Pero el sabio en *Samadhi*, sí
se da cuenta de la Realidad. Si durante el estado de
sueño se está consciente, entonces esto es *Samadhi*.

Desde un punto de vista práctico, Patañjali
acepta el sueño como una modificación de la mente,
aunque en realidad es un estado de la mente. La mente
pasa por tres estados – el de vigilia, el de ensoñación
y el de sueño. Cuando estáis profundamente
dormidos, no sois conscientes de vuestro cuerpo, ni

de la gente que conocéis, ni de vuestros bienes, no le tenéis apego a nada. ¿Estáis entonces en *Samadhi*? No. Aunque en el estado de sueño estáis muy cerca de la Verdad, no sois conscientes de ello. En *Samadhi* se es consciente de la Verdad de forma continua. En *Samadhi* se está plenamente despierto, es el descanso perfecto, el sueño sin sueño. Se está plenamente despierto y sin embargo se tiene el poder de ir a un estado más profundo donde el descanso es perfecto, como en el sueño más profundo. Pero se permanece totalmente consciente. Hay que entrenar la mente para que llegue a este cuarto estado más allá del sueño profundo. *Yoganidra* no es *Turya*, es algo menos. Se puede situar entre el sueño y *Turya*. El estado más elevado es *Samadhi*, el nivel más profundo de Consciencia que no está bajo la influencia de la inercia del sueño.

El estado de sueño no transforma vuestra personalidad, no resuelve vuestros problemas, ni cambia vuestra actitud. *Samadhi* transforma vuestra personalidad. Si un ignorante entrase en *Samadhi*, se volvería sabio. Tal es la diferencia entre los estados de sueño y de *Samadhi*.

Hay variedades de *Samadhi* que Patañjali explica: "*samprajnata Samadhi*" (*Samadhi* con contenido), "*asamprajnata Samadhi*" ( *Samadhi* sin contenido), "*savitharka Samadhi, avitharka Samadhi, savikalpa Samadhi, nirvikalpa Samadhi, sabija Samadhi*" (*Samadhi* con semilla), "*nirbija Samadhi*" (*Samadhi* sin semilla), y finalmente "*Kaivalyam*" el Absoluto, cuando *Purusha* se encuentra totalmente libre del apoyo de *Prakriti*. Se puede llegar a ello, si se practica.

El primer paso de *Samadhi* se llama *samprajnata Samadhi*. Es decir, la Consciencia de la existencia individual. En este estado se es consciente del océano y de ser una ola en el océano, sin embargo se está separado del océano. Se es consciente de que se es parte de un todo y sin embargo, se es diferente del todo. Se existe con el propio "yo". En *asamprajnata Samadhi*, la diferencia es ésta: en el primer paso, uno se da cuenta de la beatitud pero sigue consciente de la propia individualidad y la mente sigue razonando. En el paso más elevado, la Consciencia se expande y uno se vuelve universal, se funde en el Absoluto.

"*Sabija Samadhi*" significa *Samadhi* con semilla. Se está muy cerca de la Realidad, pero todavía no se ha alcanzado. La mente sigue allí como una pared entre uno y la Realidad. En este estado, se ha ido más allá de muchos estados de la mente, se ha llegado a la parte profunda donde permanecen las impresiones. Todo el tiempo se reciben imágenes a través de las sensaciones y se quedan grabadas en el inconsciente, el depósito de impresiones. Estas pueden estar o bien activas o bien dormidas. En *sabija Samadhi*, cuando se llega más allá, estas impresiones surgen y crean obstáculos. Aunque ya se está muy cerca, todavía no se ha alcanzado la meta final. *Sabija Samadhi* no es el estado más elevado de *Samadhi*, el cual se llama *nirbija Samadhi*.

"*Nirbija*" significa sin semilla. En *sabija Samadhi* todavía hay impresiones en la mente. Uno presume de que ha purificado su mente y la controla, que ya no constituye una fuente de obstáculos. Esto es porque uno no se percata de estas impresiones latentes, hasta que de repente brotan del fondo de la memoria y sirven de estorbo. Cuando uno empieza a alcanzar la perfección, estas impresiones latentes surgen. Incluso si uno tiene control sobre la mente discursiva y llega a los estados más elevados de *Samadhi*, todavía hay conflictos que persisten de forma latente. Queda un escalón por subir: *nirbija Samadhi, Samadhi* sin semilla.

En el primer capítulo, Patañjali explica toda la ciencia del Yoga para aquellos estudiantes que están preparados, que conocen la vida exterior e interior y que la entienden bien. El punto clave para estos estudiantes es entender y controlar la mente y sus modificaciones. Si uno no controla su mente, se identifica con los objetos del mundo. Si se conocen las modificaciones de la mente y se tiene control sobre ella, entonces uno conoce su verdadera naturaleza y deja de crearse obstáculos, está libre de penas y sufrimientos y alcanza un estado de paz y de equilibrio. El sistema de Patañjali explica los diferentes modos y métodos para llegar a esto.

Patañjali dice que si se recorre el Camino de forma sistemática, se puede alcanzar el estado más elevado de sabiduría llamado *Samadhi*. Una persona así es muy útil, ya que puede guiar a la sociedad y ser una bendición para todos. Los que quieren alcanzar *Samadhi*, los que intentan alcanzarlo y los que lo han alcanzado, están bendecidos, viven como reyes que son, y no se quedan en el mundo de la ilusión. Están libres de problemas, de apegos y de límites. Todos los demás viven como tontos.

Cuando entendáis las diferentes funciones de la mente, cuando intentéis entrenarlas, cuando entendáis cómo se relacionan y coordinan entre sí, entonces alcanzar *Samadhi* os resultará fácil. Todas las decisiones que tomaréis serán adecuadas, todo cuanto hagáis traerá buenos frutos y estaréis libres de penas y sufrimientos, libres de esta oscuridad que se llama ignorancia. La falta de Conocimiento es la ignorancia, como la falta de luz es la oscuridad. La oscuridad no tiene existencia propia, la ignorancia tampoco.

Habláis mucho de vuestra libre voluntad. Queréis saber cuánta libre voluntad podéis utilizar. Podéis desarrollarla sin límite, según las leyes de Karma, porque no hay libre voluntad si uno no cumple con su Karma. Sólo si se cumple con él puede uno liberarse de sus ataduras. Karma no os ata, pero los frutos de vuestras acciones sí. Cuando empecéis a actuar por el bien de los demás y cuando hagáis rendición de los frutos de estas acciones, entonces os liberaréis. Los grandes hombres que hacen esto son los que conocen la libertad.

Le pregunté una vez a mi Maestro: "¿Qué es la libre voluntad?" Él dijo "Te lo voy a decir. Ponte allí de pie y levanta una pierna". Lo hice. "Ahora levanta ambas piernas". Por supuesto, no pude hacerlo. Entonces me dijo: "Primero aprende a estar en una pierna. Luego descubrirás el potencial humano".

Puedo estar sobre una pierna, esto es libre voluntad, pero no puedo estar de pie y levantar ambas piernas. Tenemos libre voluntad y no la tenemos. El cincuenta por ciento de nuestro destino está en nuestras manos y el cincuenta por ciento está en manos de la Providencia. Como seres humanos que somos, tenemos el cincuenta por ciento del poder, no el cien por cien. El otro cincuenta por ciento hay que adquirirlo y aceptarlo. Si queremos progresar, debemos Trabajar sobre el cincuenta por ciento que depende de nosotros. El otro cincuenta por ciento descenderá sobre nosotros y esto es la Gracia.

Una vez que tengáis el control, conoceréis vuestra Naturaleza Esencial y podréis tener completa libertad de voluntad. Una gota de agua tiene todas las cualidades del océano. Lo que se requiere es unión. Somos como una gota de agua y la Verdad, Dios, es cómo el océano. Tan sólo hay que aprender cómo unir la gota de agua con el océano. Muchos seres humanos tienen miedo a perder su individualidad en el océano. Pero no, no se pierde nada. Lo que ocurre entonces es que la individualidad se expande, uno se convierte en océano. Una vez que el río encuentra el océano, no hay vuelta atrás. Se cruza la frontera de la individualidad y se alcanza la Consciencia Cósmica en la cual uno se convierte en Realidad.

Expansión es vida. La expansión de la Consciencia ocurre a base de ser consciente de la Verdad de forma constante. La Realidad está en cada uno de nosotros. Finalmente uno descubre que la Realidad es lo único que existe. Entonces no se ve más que Realidad en todas partes.

Cada estudiante quiere saber cuánto va a tardar en entrar en Samadhi. Una habitación que ha estado oscura durante muchos años puede iluminarse en un segundo. Todo depende de la intensidad del anhelo. El que está preparado y tiene un anhelo ardiente puede recibir la Iluminación en un segundo. Si el anhelo es sincero, es posible, pero si no se está preparado, se tarda un tiempo en juntar la lámpara, el aceite y la mecha. Por el contrario si se está preparado se alcanza esta meta suprema.

# Apéndice A

## Sueño

En 1970, investigadores de la Fundación Menninger en Topeka, Kansas, pasaron varias semanas examinando a un yogui Hindú, Swami Rama de Rishikesh en los Himalayas. El Swami podía voluntariamente mantener su producción de ondas cerebrales theta y delta. Las ondas theta (de cuatro a siete ciclos por segundo) aparecen a menudo cuando una persona se vuelve soñolienta y está a punto de dormirse; las ondas delta (aproximadamente una por segundo, con muchísima amplitud) se suelen asociar con el sueño profundo. Durante una prueba de cinco minutos, Swami Rama mostró ondas theta durante 75% del tiempo. Al día siguiente y de forma deliberada produjo ondas delta, durante 25 minutos, parecía estar dormido y hasta roncaba suavemente, pero después pudo repetir de forma casi perfecta cosas que se dijeron en la habitación durante este tiempo.

(De la "Británica Yearbook of Science and the Future, 1973, sacado de "Psychic Boom" por Samuel Moffat. Enciclopedia Británica, Inc. Publicada por William Benton. Chicago, Toronto, Londres, Ginebra, Sydney, Tokio, Manila, Johanesburgo. Pág111)

## Tumores

Un día, el Swami y yo empezamos a discutir acerca de los tumores. Le expliqué nuestras investigaciones con el control del fluir de la sangre y mencioné mi idea de que, puesto que el "árbol" vascular en los tumores incluye músculos lisos en las paredes de los vasos sanguíneos, que presuntamente están controlados desde el hipotálamo, entonces parece razonable plantear la hipótesis de que los tumores podrían estar voluntariamente privados de alimento a través del control del fluir de la sangre y así reabsorbidos por el cuerpo.

"Si" dijo Swami Rama, "todos los tejidos blandos del cuerpo son fáciles de manipular".

Le pregunté qué quería decir. Se puso de pie y me dijo: "presiona este músculo con tu pulgar". Era un gran volumen muscular en la nalga derecha, el gluteus maximus, justo detrás del hueso de la cadera. Me preguntó "¿sientes allí algún bulto?" Le contesté que no, entonces añadió: "Espera un momento" y giró la cabeza a la izquierda unos tres o cuatro segundos, luego dijo: "presiona de nuevo". Al hacerlo descubrí un bulto del tamaño de un huevo en el músculo. Le pregunté que qué era y me contestó que era un quiste. Al preguntarle que qué había dentro, me contestó que no lo sabía. Le pregunté si aceptaría que le hiciera una radiografía. Tardó en contestar: "No sé. Mi Maestro me dijo que era posible que los rayos X produzcan cambios en las células que podría no poder controlar. "Y una biopsia" pregunté. Dijo "Tal vez. Pero vuelve a presionar". Lo hice y el bulto había desaparecido. "Espera un segundo" dijo él "Voy a hacer otro". Volvió a girar la cabeza a la izquierda unos segundos y dijo: "Hay otro". Presioné con el pulgar y efectivamente había otro bulto, pero en otro sitio: encima del hueso de la cadera. Era más largo y más estrecho que el primero y según presionaba se deslizaba de un lado o de otro, como lo hacen los quistes.

Desgraciadamente esta demostración no se hizo en el laboratorio dónde médicos hubieran podido dar sus opiniones. Para mí fue un asombroso ejemplo de coordinación cuerpo-mente.

Le pregunté si podría producir un quiste así en una zona más fácil de observar. Dijo que sí y que en Alemania había producido uno varias veces en su muñeca para que lo vieran los médicos. Me enseñó una cicatriz pequeña. Les había dado permiso para extraer uno de ellos que todavía conservaba en un frasco. Le pregunté qué dijeron los médicos cuando vieron que podía fabricar quistes de repente. "Me dijeron que era un hombre poco corriente y yo lo que intentaba era enseñarles algo, pero no entendieron lo que esto significaba".

(Extracto de "Green, Elmer  and Allyce, Beyond Biofeedback. Knoll Publishing Company, Inc 1977. 5ª edición, 1989, pág 210-211)

# Apéndice B

## Ejericicio Para Dormir

Respirad profundamente, con toda vuestra capacidad, tumbados primero del lado izquierdo, luego del lado derecho y luego boca arriba en "*savasana*" (postura de cadáver). Utilizad una almohada para mantener la cabeza un poco más alta que el resto del cuerpo, si no podéis tener problemas gástricos y pensar que se trata de algo del corazón. Por naturaleza todo abdomen crea gases, especialmente si hay problemas hepáticos o de digestión lenta. La almohada debería ser blanda, pero el colchón duro. Si vuestro colchón no es duro, vuestra columna vertebral se resentirá. Primero tumbaos sobre el costado izquierdo y cerrad los ojos. El lado derecho de la nariz se abrirá y os dará más calor y más energía para digerir la cena- Dad atención a los movimientos del abdomen. Inhalad y exhalad de forma natural, sin exagerar. No retengáis el aliento. Exhalad e inhalad diez veces. Luego girad sobre el costado derecho lo cual da descanso al corazón y exhalad e inhalad diez veces. Después quedaos boca arriba en "*savasana*", utilizando el diafragma, contad diez exhalaciones y diez inhalaciones. Sentid la exhalación ir de la cabeza a los pies, sin interrupción ni sacudidas. Si se crean sacudidas, se perturba el corazón. No hagáis ningún ruido  con la respiración que ha de ser suave y silenciosa. Si sentís cualquier dolor en el cuerpo, al exhalar dirigid la mente a esta parte y sentid como si estuvierais respirando a través de ella. Encontraréis que el dolor desaparece. Al exhalar soltáis dióxido de carbono. Podéis coordinar la mente con el aliento a base de exhalar todas las tensiones mentales con el aliento. Después de exhalar estáis vacíos y cuando se vacía algo, se nota. Aquí y en todas partes hay energía. Inhalad poco a poco de los pies a la cabeza. Después de diez respiraciones así, estaréis totalmente relajados y os dormiréis. Haced este ejercicio conscientemente. Primero tumbados sobre el costado izquierdo, luego sobre el derecho y finalmente boca arriba en "*savasana*".

## Ejercicio de Cuentas Para Mejorar la Memoria

Tumbados en "*savasana*", comprobad que estáis confortables. Relajaos desde la cabeza a la punta de los dedos de los pies y desde éstos a la cabeza, con la ayuda de la respiración profunda. Ahora contad de uno a mil y luego de mil a uno. El día en que podáis hacer esto sin que el sueño ni la ensoñación os interrumpa, habréis logrado algo. Esto es como un test. Si no tenéis bastante tiempo, hacedlo hasta cien.

## Ejercicio de Visualización Para Mejorar la Memoria

*1ª  Parte*

Este ejercicio consiste en visualizar las letras del alfabeto de la  A la Z. Es importante utilizar la mente consciente con el movimiento de los ojos mientras se dibujan las letras. Se ha comprobado que este ejercicio es muy bueno para mejorar la memoria y para controlar la mente disipada y distraída. También es útil para mejorar la vista. Mente y ojos participan en este ejercicio. No se trata de mantener la mirada fija. Al principio se hace con los ojos abiertos. Con un brazo levantado y estirado, empezad a dibujar las letras del alfabeto de forma continua. El movimiento del trazo y de la mano está seguido de cerca por los ojos y por la mente. Si se trata de mejorar la vista, dibujad las letras muy grandes para que los ojos se muevan mucho. Practicando de forma regular, este ejercicio produce una buena vista y al mismo tiempo es útil para la mente. Si podéis dibujar bien todas las letras sin interrupción, entonces habréis practicado la concentración. Encontraréis que vuestra mente se distrae muchas veces. Por ejemplo: se olvida de la letra K y pasa a la L. Entonces lo que hay que hacer es volver atrás. Significa que no os habéis organizado. Si entrenáis a un niño a hacer esto, descubriréis que el niño se vuelve muy atento. Este es sólo uno de tantos ejercicios. Se puede aprender a hacerlo en una semana. Tan sólo requiere práctica. Llegaréis así a controlar los movimientos de vuestros ojos y se ha comprobado que es excelente para la gente distraída y que sufre pérdidas de memoria.

Tan sólo observad cuantas veces vuestra mente se distrae. Eventualmente podréis hacer este ejercicio con los ojos cerrados y sin moverlos.

## 2ª Parte

Sentaos en quietud con la cabeza, cuello y tronco en línea recta y los ojos cerrados. Intentad localizar cualquier tensión muscular en el cuerpo. Empezad despacio desde la frente, localizando cualquier tensión hasta los dedos de los pies y desde ellos otra vez hasta la frente. Id así varias veces de la cabeza a los pies y vuelta. Con un pie delante, visualizad mentalmente una vela blanca con luz azul. Ahora exhalad desde la coronilla exactamente hasta la luz de la vela e inhalad desde esta luz hasta la coronilla. Si no podéis visualizar una luz azul, no os preocupéis. No hagáis ningún esfuerzo. De dentro surgirán unos sonidos de vibración muy sutiles. Tan sólo escuchadlos. Id mentalmente hacia la luz al exhalar y volved a la coronilla al inhalar, sin retención. Cuando hayáis inhalado completamente, empezad a visualizar de la A a la Z en el entrecejo, mientras exhaláis. De nuevo inhalad y exhalad suavemente. Ahora tan sólo visualizad de la A a la Z. Luego de nuevo, dad atención a vuestra respiración. Pedid a vuestra mente que escuche el sonido de las vibraciones que provienen del centro de vuestra glándula pineal. Luego suavemente, abrid los ojos.

Cuando podáis visualizar las letras del alfabeto mentalmente, cuando podáis dibujarlas mentalmente, esto será concentración. Es muy difícil conseguirlo pero una vez que se entiende el proceso, se vuelve fácil.

# Swami Rama

Swami Rama nació en los Himalayas y fue iniciado por su Maestro en muchas prácticas de yoga. Además, su Maestro le mandó visitar a otros yoguis para que ganase más perspectiva y profundizara en las antiguas Enseñanzas. Cuando tenía veinticuatro años fue nombrado Shankaracharya de Karvirpitham en el sur de la India. Abandonó este puesto para seguir prácticas muy intensas en las cuevas de los Himalayas. Después, su Maestro le mandó a Japón y luego a occidente para que diera a conocer a la comunidad científica las antiguas prácticas de yoga. En la Fundación Menninger en Topeka, Kansas, U.S.A, Swamiji demostró de forma fehaciente la capacidad que la mente tiene de controlar los llamados procesos fisiológicos involuntarios, como los latidos del corazón, la temperatura y las ondas cerebrales. La labor de Swamiji en Estados Unidos duró veintitrés años y fundó el "Himalayan International Institute"

En Estados Unidos se le reconoció como yogui, profesor, filósofo, poeta, humanista y filántropo. Sus indicaciones acerca de la medicina preventiva, la salud holística y el control del estrés, han influenciado la corriente principal de la medicina occidental. En 1993, volvió a la India donde fundó el "Himalayan Institute Hospital Trust", al pie de los Himalayas de

Garhwal. Dejó este plano físico en Noviembre de 1996, pero las semillas que sembró siguen brotando y trayendo frutos. Sus Enseñanzas contenidas en estas palabras: "Amar, servir, recordar", siguen guiando a muchos estudiantes que tuvieron la buena fortuna de entrar en contacto con un Maestro tan completo y generoso.

# Himalayan Institute
# Hospital Trust

Sin duda la forma más visible del servicio de Swami Rama a la humanidad es el Himalayan Institute Hospital Trust. HIHT es una organización no lucrativa dedicada al hecho de que todos los seres humanos tienen derecho a la sanidad, a la educación y a la auto-suficiencia económica. Los programas de cuidados sanitarios y de desarrollo social de HIHT, incluyen atención médica, escolarización e investigación. Su filosofía es: "Amar, servir y recordar".

La misión de esta fundación es desarrollar la sanidad y el progreso de la población local, de forma que pueda servir de modelo al país entero y al mundo subdesarrollado en general. Se trata de combinar los sistemas tradicionales de cuidados sanitarios con la medicina moderna y la tecnología más avanzada. Tal es el enfoque principal del cuidado sanitario, de la enseñanza de la medicina y de la investigación en HIHT.

HIHT se ubica en el estado recientemente formado de Uttaranchal, uno de los estados más subdesarrollados de la India. Esta visión atrevida de ofrecer servicios médicos a los millones de habitantes del norte de la India, muchos de los cuales son muy pobres y tienen poca o ninguna atención sanitaria, empezó de forma muy modesta en 1989 con una pequeña clínica. Hoy es toda una ciudad sanitaria que incluye un hospital muy amplio que ofrece una gama completa de especialidades y servicios médicos, un programa de salud holística, una universidad para estudiantes de medicina, un colegio para la rama de enfermería, un instituto de desarrollo rural y alojamientos para el personal, los estudiantes y las familias de los pacientes. Esta transformación proviene de la visión de Sri Swami Rama.

Himalayan Institute Hospital Trust
Swami Rama Nagar, P.O. Doiwala
Distt. Dehradun 248140, Uttaranchal, India
Tel: 91-135-2412068, Fax: 91-135-2412008
src@hihtindia.org; www.hihtindia.org

# Swami Rama Foundation of the USA, Inc.

La Fundación Swami Rama de EEUU es una organización registrada, sin ánimo de lucro y exenta de impuestos, comprometida con la orientación del sabio hindú Swami Rama. La Fundación se estableció para proporcionar ayuda financiera y apoyo técnico a las instituciones e individuos preparados para poner en práctica esta orientación dentro y fuera de EEUU. La esencia de la posición de Swami Rama se basa en tender un puente entre la ciencia occidental y la sabiduría oriental mediante la integración de mente, cuerpo y espíritu.

Para el contacto de información:

Swami Rama Foundation of the USA, Inc.
2410 N. Farwell Avenue
Milwaukee, WI 53211, USA
Phone: 414-273-1621
www.swamiramafoundation.us
info@swamiramafoundation.us

# VIAJE SAGRADO

*Vivir con Propósito*
*y Morir sin Miedo*

## Swami Rama

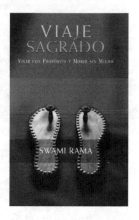

"Para entender la muerte, un
ser humano ha de intentar
entender el propósito de la vida
y la relación entre la vida y la
muerte. Ambas son afines,
cada una le proporciona un contexto a la otra. La
muerte no es un periodo sino tan sólo una pausa en
un largo viaje. Cuando se acepta que la vida y la
muerte tienen un verdadero sentido y un propósito,
y cuando se entiende y se acepta la muerte como
parte del viaje humano, entonces el miedo a la
muerte desaparece y se puede vivir la vida
plenamente."

Este libro trata de la relación entre la vida y la
muerte, del "cómo y porqué" organizar la propia
vida de una manera que conduzca a la expansión,
al crecimiento, y que sea útil para prepararse hacia
la transición que se llama muerte.

**ISBN** 8-188157-06-6, $12.95, paperback, 144 pages

Available from your local bookseller or: To order send price of
book plus $2.50 for 1st book and .75 for each additional book
(within US) (Wi. res. add 5.5% sales tax) to: Lotus Press,
PO Box 325, Twin Lakes, WI 53181, USA; Toll Free: 800-824-6396
Phone: 1-262-889-8561; Fax: 1-262-889-2461
lotuspress@lotuspress.com;   www.lotuspress.com

# Dejad que el Brote de Vida Florezca

*una guia para criar ninos sanos y felices*

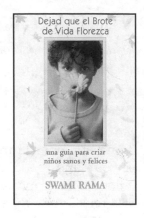

## SWAMI RAMA

"Si los padres dieran total atención a sus hijos en su primera infancia, les cuidasen con amor y les dejasen crecer según sus tendencias innatas, en nuestra sociedad habría muchos seres geniales y creativos, seres con capacidad para amar, compartir y darse cuenta de la realidad de la coexistencia —la filosofía de "vive y deja vivir"—. Si transmitimos esta filosofía a nuestros hijos, oirán el sonido de la paz y habrá paz de verdad, aquí, allí y en todas partes".

En *Dejad que el Brote de Vida Florezca* nos da una visión práctica y oportuna acerca de cómo establecer la base de una vida feliz por medio de una infancia feliz. Integrando lo mejor de nuestros valores tradicionales con los nuevos descubrimientos, es posible educar a los hijos para que lleguen a ser adultos sanos y creativos.

**ISBN** 8-188157-20-1, $12.95, paperback, 104 pages

Available from your local bookseller or: To order send price of book plus $2.50 for 1st book and .75 for each additional book (within US) (Wi. res. add 5.5% sales tax) to: Lotus Press, PO Box 325, Twin Lakes, WI 53181, USA; Toll Free: 800-824-6396 Phone: 1-262-889-8561; Fax: 1-262-889-2461 lotuspress@lotuspress.com; www.lotuspress.com

# Vivir Consciente
*Una Guía para la Transformación Espiritual*

**Swami Rama**

"Con sinceridad quiero compartir con todos vosotros mi alegría. Afirmo que vosotros, seres humanos, sois la más grande entre todas las especies de la tierra. Y sois los más grandes porque podéis cambiar vuestro destino, podéis construir vuestro destino, podéis llegar a la Iluminación."

Este es un libro práctico, para la gente que vive en el mundo. La palabra "práctico" implica que la Enseñanza puede ser puesta en práctica en la vida diaria, en medio de las obligaciones familiares, laborales y sociales. Su lectura no requiere ninguna preparación previa y después de leerlo no se requiere más enseñanza. Si se practica con sinceridad lo que Swami Rama dice, se puede llegar a la auto-Realización, un estado que Swamiji describe como el summum bonum de la vida, un estado de bienaventuranza y de perfección.

**ISBN** 8-188157-33-3, $12.95, paperback, 164 pages

Available from your local bookseller or: To order send price of book plus $2.50 for 1st book and .75 for each additional book (within US) (Wi. res. add 5.5% sales tax) to: Lotus Press, PO Box 325, Twin Lakes, WI 53181, USA; Toll Free: 800-824-6396 Phone: 1-262-889-8561; Fax: 1-262-889-2461 lotuspress@lotuspress.com; www.lotuspress.com

# La Esencia de la Vida Espiritual
*una guía que acompaña al que busca*

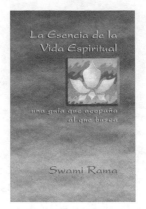

## Swami Rama

"El camino de la meditación y de la espiritualidad no significa retirarse del mundo por frustración o por miedo, sino que es un proceso hábil para aprender a estar en el mundo pero por encima del mundo. Se puede vivir en el mundo y sin embargo ser espiritual. No necesitas renunciar al mundo."

La colección concisa de las enseñanzas de Swami Rama sirve de guía práctica para el que busca la espiritualidad. La práctica espiritual lleva al aspirante hacia experiencias interiores de divinidad que le permiten alcanzar la meta de la vida.

Swami Rama, yogui científico, filósofo y humanista, era un profundo conocedor de las tradiciones espirituales de los Maestros del Himalaya. Era un libre pensador, guiado por su experiencia directa y su sabiduría interior. Sus Enseñanzas, universales y sin sectarismos, proporcionan un puente entre Occidente y Oriente.

**ISBN** 8-188157-07-4, $12.95, paperback, 152 pages

Available from your local bookseller or: To order send price of book plus $2.50 for 1st book and .75 for each additional book (within US) (Wi. res. add 5.5% sales tax) to: Lotus Press, PO Box 325, Twin Lakes, WI 53181, USA; Toll Free: 800-824-6396 Phone: 1-262-889-8561; Fax: 1-262-889-2461 lotuspress@lotuspress.com; www.lotuspress.com